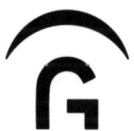

Gerhard Trabert

Der Straßen-Doc
Unterwegs mit den Ärmsten
der Gesellschaft

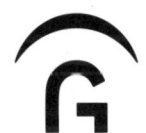

INHALT

Warum ich dieses Buch schreibe

Ich stehe als sogenannter Obdachlosen- oder Armenarzt immer wieder im Mittelpunkt der öffentlichen Berichterstattung. Aber nicht ich sollte im Fokus der Aufmerksamkeit stehen, sondern die von Armut- und Wohnungslosigkeit betroffenen Menschen. Mein Alltag ist einerseits geprägt durch den unmittelbaren praktischen Bezug zu Menschen, die in Armut leben, sowie andererseits von meinem theoretischen Wissen und der Reflexion darüber. Das ermöglicht mir eine andere Dimension der Armutsdarstellung, eine authentische Form. Und diese Form ist es, die ich auch diesem Buch geben möchte. Denn sie ist ganz nah an den Menschen, um die es geht, um ausgegrenzte, benachteiligte, von Armut geprägte Mitmenschen.

Mein Beruf ist seit 20 Jahren, als Professor an einer Universität im Fachbereich Soziale Arbeit die Themen Sozialmedizin und Sozialpsychiatrie zu lehren. Meine Berufung ist es, als Arzt und Sozialarbeiter auf der Straße, in Flüchtlingsunterkünften, in Krisenregionen dieser Erde zu arbeiten. Meine ärztliche Praxis ist in Deutschland seit einem Vierteljahrhundert ein umgebauter Sprinter, mein Arztmobil oder auch »fahrendes Sprechzimmer«. Hierin behandle ich meine Patienten, egal, ob mit oder ohne Krankenversicherung, Deutsche oder Ausländer, Atheisten, Christen, Muslime oder was auch immer. Ich fahre damit zu den Menschen, zu den wohnungslosen und zu den armen. Pro Jahr sind dies immer rund 800 Patienten und 5.000 Behandlungskontakte.

Meine erste Begegnung mit Armut

Eine meiner ersten Begegnungen mit Armut war der Kontakt zu Menschen, die ihr Zuhause verloren hatten und in Notunterkünften oder auf der Straße lebten. Meine damalige Frau arbeitete als Sozialarbeiterin in einem Wohnheim für wohnungslose Männer, und ich bot dort, als damals aktiver Leistungssportler in der Leichtathletik und Medizinstudent, eine Sportgruppe an. Dabei spürte ich immer wieder meine Betroffenheit, aber auch meine Vorurteile und mein Unverständnis den Bewohnern gegenüber. Ich kannte sie nicht, und dennoch urteilte ich über sie. Ich verstand vieles nicht von dem, was ich sah und erlebte. Ich hatte so viele Fragen: Was muss in jemandem vorgehen, der eine große schmerzhafte Wunde am Unterschenkel hat und sie, wenn überhaupt, mit einem winzigen Pflaster bedeckt? Welche Ängste muss derjenige vor dem Arztbesuch haben, wenn er lieber die Schmerzen erträgt? Warum kehrt er dem bürgerlichen Leben den Rücken zu? Warum wählt ein Mensch ein Leben, das mit so viel Leid verbunden ist? Ich wollte einfach mehr über diese, mir oft so fremd erscheinenden Menschen erfahren.

Von Indien nach Deutschland

In Indien lernte ich als junger Mann erstmals die sogenannte aufsuchende medizinische Versorgung, *Medical-Streetwork*, in Form der ambulanten Betreuung von Leprapatienten kennen. Diese ersten Erfahrungen im Bereich einer medizinischen Versorgungsstruktur nahm ich mit

nach Deutschland und übertrug sie auf die Gesundheitsversorgung von Wohnungslosen. Neue Wege, die direkt
zu den Menschen führen, war mein Motto: »Kommt der
Patient nicht zum Arzt, muss der Arzt zum Patienten gehen.« Ich betrat die Lebenswelten von Menschen, die in
Armut lebten, als der, der vorgab, vieles zu wissen, und
ging als jemand, der unendlich viel durch diese Begegnungen gelernt hatte. Als Sozialarbeiter und Arzt lernte ich
durch die Betroffenen selbst, Zugänge zu Menschen am
Rande der unterschiedlichsten Gesellschaften zu schaffen
und ein authentisches Begegnen zu ermöglichen.

Prägendes aus meiner Kindheit

In diesem Buch möchte ich auch von meinem biografi-
schen Weg erzählen, davon, wie ich durch meine eigene
Familiengeschichte früh lernte, dass Menschen ungerecht behandelt und ausgegrenzt werden und das be-
liebte Sprichwort »Du bist deines Glückes Schmied« oft
nicht den realen Lebensbedingungen entspricht. Meine
als Kind auf diesem Weg empfundene Ohnmacht dieser
Ungerechtigkeit so gut wie nichts entgegensetzen zu können, mündete in dem festen Vorsatz, als Erwachsener dagegen aktiv etwas zu tun.

Ich wuchs in einem Waisenhaus auf. Doch nicht als
betroffenes Kind, nicht betroffen davon, dass die Eltern
verstorben oder geschieden waren, sich nicht mehr um
das eigene Kind kümmern konnten oder wollten. Nein,
mein Vater war Erzieher in diesem Kinderheim. Oft
spielte die ökonomische Lebenssituation der Eltern eine
mitentscheidende Rolle für das »Weggeben« der Kinder.

Diesen meinen Spielkameraden ging es in vielerlei Hinsicht schlechter als mir, sowohl materiell als auch emotional. Und ich musste miterleben, wie sie zum Beispiel in der Schule »als die Heimkinder« benachteiligt wurden. So erfuhr ich schon sehr früh, was es heißt, privilegiert zu sein – oder benachteiligt zu werden. Es machte mich wütend, hilflos und ohnmächtig. Und ich beschloss, als Erwachsener etwas gegen die Ungerechtigkeit zu tun. Als Kind war ich allzu oft machtlos den Mechanismen der Erwachsenenwelt von Unterdrückung und Ausgrenzung ausgesetzt.

Wieder bestimmten zahlreiche drängende Fragen meinen damaligen und späteren Alltag. Was mir schon damals bewusst wurde: Der erste und beste Weg ist immer Begegnung. Begegnung, gegenseitiges Kennenlernen und Kommunikation. Also suchte ich immer wieder als Erwachsener den Kontakt, das Gespräch zu ausgegrenzten, zu benachteiligten, zu wohnungslosen Menschen, die extremste Form von Armut in meinem Heimatland.

Sehr schnell fand ich offene, authentische Gesprächspartner, die häufig über mein Interesse an ihrem vermeintlich so armseligen Leben erstaunt waren. Die Gespräche erlaubten mir einen neuen Zugang zu mir bisher unbekannten Realitäten. Ich wollte mehr wissen, und mehr wissen bedeutet für einen wissenschaftsgläubigen Menschen eine Studie, eine operationalisierte Untersuchung durchzuführen. Im Rahmen meiner Dissertationsarbeit als Arzt ergab sich diese Möglichkeit. Bei meinen Recherchen wurde sehr schnell deutlich: Über diese Lebensform, wohnungslos zu sein, unter besonderer Berücksichtigung des gesundheitlichen Status wurde bisher in Deutschland kaum, ja gar nicht geforscht. Schwierig, einen Doktorvater zu finden, schwierig, die Sensibilität einer Universität für dieses Thema zu erwecken. Aber nach vielen Gesprächen gelang mir dies an der Johannes Gutenberg Universität in Mainz. Die Studie wurde später von der Bundesarbeitsgemeinschaft der Wohnungslosenhilfe als eine Pionierarbeit bezeichnet. Die Mediziner selbst interessierten die Ergebnisse relativ wenig.

Eine meiner Fragen darin: Warum entscheidet sich jemand für dieses Leben? Ist es das Resultat einer bewussten Entscheidung oder das Ende eines Prozesses, eines irgendwie ausgelösten sozialen Abstiegs? Ich fragte also danach, was die Betroffenen selbst für ausschlaggebend für die Wohnungslosigkeit hielten. Die Antworten erstaunten mich, denn es kristallisierten sich zwei Hauptgründe heraus. Zum einen wurde immer wieder die Arbeitslosigkeit als entscheidender Wendepunkt in ihrem zuvor »normalen« Leben benannt. Der zweite Grund war ein gravierendes traumatisches Erlebnis: Trennung, Scheidung, aber auch der Verlust, der Tod des Partners, der eigenen Kinder oder auch der Eltern.

Gerade diese Antwort und das, was ein solcher Schicksalsschlag bedeuten kann, ist als vielfach zutreffende Realität geblieben: In meiner mittlerweile 25-jährigen praktischen Begegnung mit wohnungslosen Menschen sind es immer wieder solcherart traumatische Erlebnisse, die sie aus ihrem bisherigen Leben gerissen haben. Und plötzlich waren für mich diese so fremden, nicht nachvollziehbaren Leben fassbar, ja verständlich geworden. Denn wie würde ich reagieren, wenn meine Frau oder eines meiner Kinder plötzlich versterben würden? Wie würden Sie, wie würde jeder von uns reagieren? Sicherlich erleiden dieses Schicksal zahlreiche Menschen, ohne auf der Straße zu landen. Aber was wäre, wenn ich zu diesem Zeitpunkt keine wahren Freunde hätte, keine intakten sozialen Beziehungen, niemand, mit dem ich die Trauer aufarbeiten, teilen könnte? Kein soziales Netz hätte, das mich auffinge? Wären wir, wäre ich so gefestigt, dass ein Abgleiten in die Hoffnungslosigkeit, in die Aufgabe eines eigenen strukturierten Lebens, in die Wohnungslosigkeit nicht auch möglich wäre? Mir fallen sofort viele Begegnungen mit wohnungslosen Menschen ein, deren Schicksal mich sehr berührt hat und deren Lebensweg ich nachvollziehen kann. Beispielhaft möchte ich einige davon in diesem Buch erzählen.

Ich möchte zudem berichten, warum mich gerade diese Form der originären Armut fasziniert. Woher rühren dieses Interesse und zugleich dieses Unverständnis darüber, weshalb Menschen hier, in einem reichen Land, so leben müssen, leben wollen? Ist es Rebellion oder Resignation als logische Folge in einer Gesellschaft, die so sehr am Materiellen interessiert ist? In der »Haben« mehr zählt als »Sein«? Ich empfinde Bewunderung und Irritation ihnen gegenüber. Ich möchte verstehen, möchte wissen. Aber nicht aus Büchern, sondern durch die Nähe der Begegnung und Gespräche mit den betroffenen Menschen anstelle einer selektiven Wissensvermittlung, aufgrund von Analysen und Interpretationen durch andere über diese, sich so »verkehrt« verhaltenen Individuen. Was sind dies für Menschen, Charaktere, Provokateure? Verlierer oder die wahren Wissenden? Oder eine Mischung aus all dem? Meine Begegnungen und Erfahrungen möchte ich teilen.

Keine Fakten und Daten können die zwischenmenschliche Begegnung, den Kontakt mit der Armut ersetzen. Ich möchte von diesen Begegnungen, von den Menschen berichten, die am Rande dieser Gesellschaften leben. Ihnen eine Stimme und ein Gesicht geben, ihre Geschichten erzählen quasi als Vermittler, als Gatekeeper für diese so besondere Welt.

Der Armut ein Gesicht geben

Bertolt Brecht hat leider zeitlos Recht mit der Aussage in der Dreigroschenoper:»Denn die einen sind im Dunkeln – und die andern sind im Licht – und man siehet die im Lichte – die im Dunkeln sieht man nicht.«

Dabei ist es mir wichtig, eine Synthese herzustellen zwischen der beschreibenden Darstellung von Armutsschicksalen und der theoretischen Reflexion von wissenschaftlichen Erkenntnissen. Durch diese Form der Bearbeitung wird es schwierig, Distanz zu der Lebenswirklichkeit dieser Menschen aufzubauen, und genau dies ist eines meiner Ziele. Betroffenheit durch Informiertheit zu erzeugen, die dann zu einem solidarischen Handeln führen kann. Zumindest zu mehr Verständnis.

Denn je dichter ich Armut begegnete, umso näher war ich den Menschen und somit auch meinem eigenen Selbst. Nirgendwo habe ich so viel Wärme, Tiefe und Liebe gespürt wie in der Begegnung mit »armen Menschen«. Ich erhalte Reichtum und Hoffnung, wo ich Armut und Hoffnungslosigkeit erwartete – ohne das Ausblenden von Diskriminierung, Stigmatisierung, Not, Leid und Tod. In meinem Erfahren von Armut stehen Fragen existenzieller Art im Vordergrund, ohne zu erdrücken. Für Oberflächlichkeit, für Small Talk ist hier kein Platz, und doch ging für mich die Leichtigkeit und die Lebensfreude nie verloren. Nein, ich glaube, ich habe sie gerade hierdurch gewonnen.

Gleichwürdigkeit

Der dänische Familientherapeut Jesper Juul benutzt den Begriff der »Gleichwürdigkeit« für die Beschreibung einer gelungenen Beziehung zwischen Eltern zu ihren Kindern. Ich habe diesen Begriff, der in der deutschen Sprache so überhaupt nicht existiert, übernommen, da er meines Erachtens eine fokussierte universelle Charakterisierung einer von Empathie und Respekt geprägten und immer anzustrebenden Beziehungs- und Kommunikationsebene, gerade gegenüber sozial benachteiligten Menschen, darstellt. Anderen in Würde zu begegnen und ihnen damit ein Stück Würde, die bei armen Menschen oft verloren gegangen ist bzw. die man ihnen verweigert hat, wieder zurückzugeben. Diese Würde möchte ich mit den Geschichten in diesem Buch zeigen und den Betroffenen erweisen. Deshalb ist eine weitere Intention dieses Buches, der Entsolidarisierung mit ausgegrenzten, unterdrückten und armen Menschen Widerstand entgegenzusetzen. Der Aushöhlung unserer sozialen Versorgungsgesetze mit Kreativität und Fantasie zu begegnen. Und vor allem den Betroffenen Gehör zu verschaffen.

Ich schreibe daher kein Buch über Armut, sondern – gewissermaßen – *mit* der Armut. Für mich hat Armut ein Gesicht. Ich begegne ihr täglich. Ich sehe, fühle, rieche, schmecke sie. Das hat mich geprägt, und es fasziniert und berührt mich zutiefst. Es gibt Menschen, die sind visuell, akustisch, olfaktorisch orientiert. Ich verstehe mich als ein haptischer Mensch. Jemand, der berühren will und berührt werden möchte. Die Begegnung mit armen Menschen, mit kranken Menschen hat mich schon immer betroffen gemacht und berührt, aber niemals gelähmt. Nähe, Begegnung und Beziehung zulassen, das bedeutet, nicht mehr wegschauen zu können. Ich wollte immer hinschauen, verstehen, im wahrsten Sinne des Wortes begreifen und damit berühren. Beziehung durch Berührung ist eine Qualität des menschlichen Daseins, die zutiefst befriedigt, sie ist ein elementares menschliches Bedürfnis. Und dennoch haben wir häufig Angst davor. Angst vor der Konfrontation mit uns, mit dem, was Menschsein ausmacht. Dabei bedeutet Begegnung eine Lebensqualität, die man nicht erkaufen kann. Materielles stellt eine Form des Kompensationsversuches dieses Begegnungsdefizits dar. Haben wir den Mut zur Begegnung, zur Berührung!

Gerhard Trabert
Im Sommer 2019

(Alle wissenschaftlichen Basics dieses Buches entstammen dem Fachbuch des Autors, zusammen mit Prof. Dr. Heiko Waller: Sozialmedizin – Grundlage und Praxis, 7. aktualisierte und erweiterte Auflage, Kohlhammer 2013.)

Prolog

....

Armut ist die schlimmste Form von Gewalt!

Mahatma Ghandi

Erfahrungen als Notarzt

»Arm im Beutel – krank am Herzen«. Diese Aussage von Johann Wolfgang von Goethe, die nach wie vor ihre Berechtigung hat, zeigte sich mir gerade auch als notärztlich tätiger Arzt. Menschen, die von Armut, von sozialer Benachteiligung betroffen sind, sind kränker als wohlhabendere Mitbürger, und sie sterben früher. Dies bedeutet eben auch, dass notärztliche Einsätze häufiger bei von ökonomischer Armut betroffenen Menschen nötig sind. Der Notarzt wird in den intimen Lebensbereich erkrankter Menschen hereingelassen, ja er ist dort, in der Regel, willkommen und wird nicht als Eindringling empfunden. Ich habe dies immer einerseits als ein Privileg des Arztseins und andererseits als eine immens hohe, originäre, dem Arztberuf innewohnende Verantwortung empfunden, das körperliche, aber auch seelische und soziale Wohl des Patienten nie zu vergessen.

So bin ich auch als Notarzt immer wieder von Wohnungslosigkeit, von extremer Armut betroffenen Menschen begegnet. Teilweise auch Menschen, die ich schon von meiner Arbeit als »Obdachlosenarzt« kannte. Deshalb möchte ich in diesem Buch auch von Begegnungen in der Funktion als Notarzt mit dem Phänomen Wohnungslosigkeit und Armut berichten. Gerade diese Erlebnisse zeigen wie dramatisch das körperliche Überleben wohnungsloser Menschen oft gefährdet ist, und zudem, was es heißt, in extremer Armut zu leben.

Unser erstes Arztmobil

Unser erstes Arztmobil, unsere fahrbare medizinische Ambulanz für wohnungslose Menschen in Mainz und Umgebung, wurde von Phil Collins finanziert. Klingt etwas schräg! Wie kommt der Weltstar Phil Collins dazu, unser Arztmobil zu finanzieren, mit dem alles anfing. Viele werden den Song »Another day in paradise«, von ihm komponiert und gesungen, kennen. In diesem Lied beschreibt er die Situation einer wohnungslosen Frau und zugleich eine Erfahrung, die er selbst gemacht hatte. Phil Collins sah regelmäßig, wenn er in sein Studio ging, eine wohnungslose Frau an einer Brücke sitzen. Er ging viele Male an ihr vorbei, ohne sie anzusprechen, ja er beachtete sie kaum. Eines Tages entschied er sich, diese Frau doch anzusprechen, um mehr über sie zu erfahren. Diese Begegnung berührte ihn so sehr, dass er den Song »Another day in paradise« komponierte. Im Jahre 1997 spendete er von den Einnahmen durch dieses Lied 200.000 DM dem Caritasverband Deutschlands mit der Auflage, dass das Geld für die medizinische Versorgung von wohnungslosen Menschen eingesetzt werden sollte. Als ich davon hörte, stellte ich einen Antrag beim Caritasverband auf Finanzierung eines Arztmobiles, was zu dieser Zeit ein einmaliges und erstmalig konzipiertes Versorgungsprojekt war. Der Deutsche Caritasverband genehmigte meinen Förderantrag und überwies 20.000 DM. Und von genau diesem

Betrag kauften wir das erste mobile Gesundheitssprech-
zimmer für wohnungslose Menschen, das Arztmobil.
Die Geschichte mit Phil Collins und diesem Lied geht
aber noch weiter. Gemeinsam mit der Sozialarbeiterin und
Sängerin Anita Zimmermann, die einige Jahre ebenfalls
mit dem Arztmobil unterwegs war, kreierte ich einen deutschen Text dieses Liedes mit dem Titel:»Wo ist der Weg zum
Paradies?«(Buchumschlag) Es ist keine reine Übersetzung,
sondern ein Text, der unsere Erfahrungen in der Behandlung wohnungsloser Frauen im fahrbaren Sprechzimmer
widerspiegelt. Die Agentur von Phil Collins wollte dann
die englische Übersetzung unseres deutschen Textes und
gestattete uns, was ein absolutes Novum darstellte, dieses
Lied in dieser deutschen Übersetzung zu veröffentlichen,
allerdings nur zu Benefizzwecken, was natürlich auch unsere Absicht war. Wir haben dann im Rahmen der Öffent-
lichkeitsarbeit unseres Vereins, Armut und Gesundheit in
Deutschland, eine Musik-CD aufgenommen und ein Musik-
Doku-Video-Clip mit diesem Song durch befreundete Filmemacher gedreht. Anita Zimmermann singt dieses Lied
wunderschön einfühlsam auf der CD sowie der DVD.

Mein Selbsterfahrungsversuch

Die Lebenssituation wohnungsloser Menschen nachvollziehen zu können, ist schwierig, ja fast unmöglich. Vor
Jahren habe ich im Rahmen einer wissenschaftlichen Studie versucht, dies etwas stärker zu erfühlen, zu spüren, zu
verstehen. Auf die Straße zu gehen und dort zu leben, davor hatte ich zu großen Respekt, ich wählte den Weg des
6-wöchigen Lebens in einer Obdachlosensiedlung in Mainz. **19**

Schon während meines Studiums der Sozialen Arbeit empfand ich den Ansatz der Selbsterfahrung als Annäherungsversuch zur Lebensrealität von Menschen, die oft am Rande, zumindest immer noch ausgegrenzt und benachteiligt sind, sehr interessant. Während der Studienzeit praktizierte ich dies hauptsächlich im Bereich der Zusammenarbeit und Unterstützung von körperbehinderten Menschen.

Wie kann ich mein Gegenüber besser verstehen?

Diese Frage erscheint mir als eine der wichtigsten, wenn nicht die wichtigste innerhalb einer ehrenamtlichen oder professionellen Beziehung zu Menschen, die in gesellschaftlichen »Randgruppen« leben.
Trotz einer Psychologisierung und Soziologisierung unseres Alltags fällt es uns immer noch sehr schwer, eine vorurteilsfreie Sensibilität für andere Menschen zu entwickeln. Dieser Umstand spiegelt sich auch oder gerade in einer von sozialer Hilfestellung bzw. Begleitung charakterisierten Beziehung zwischen Vertretern sozialer Berufe (ehrenamtlich sowie professionell) und deren Klienten, Menschen, die aus verschiedensten Gründen in gesellschaftliche Randgruppen gedrängt wurden, wider. Die letzten Jahrzehnte brachten uns einen Boom abstrakt-gesellschaftlicher Analysen. Der Wirkungsmechanismus und die Ursachen des Randgruppenphänomens, der Armut und sozialen Benachteiligung wurden detailliert und ausführlich theoretisch dargestellt und vermittelt. Viele Vertreter sozialer Berufsstände haben sich dieses Wissen auf theoretischem Weg angeeignet.

Angemessene Konsequenzen aufgrund solcher Analysen in der konkreten Arbeit fanden jedoch nur sehr spärlich und vereinzelt statt. Die notwendige Solidarisierung mit von Ausgrenzung und Benachteiligung betroffenen Menschen wurde kaum vollzogen. Die logisch daraus resultierende Frage muss nun heißen:

Warum findet keine Solidarität mit den Betroffenen statt?

Und genau bei der Beantwortung dieser Frage setzt die Entwicklung und Notwendigkeit der Konzeption und praktischen Umsetzung von Selbsterfahrungserlebnissen ein. Ich bin der Auffassung, dass angemessene arbeitskonzeptionelle Konsequenzen sowie Solidarisierungsmaßnahmen mit Betroffenen aufgrund theoretischer Analysen der Ursachen-Wirkungs-Mechanismen gesellschaftlicher Diskriminierung deshalb nicht stattfand und stattfindet, weil dieses Wissen in den meisten Fällen weder verinnerlicht wurde noch in irgendeiner individuellen persönlichen dann auch emotionalen Beziehung gebracht wurde bzw. werden konnte. Der Grad der persönlichen Verinnerlichung von oder die individuelle Beziehung zu theoretischem Wissen ist ausschlaggebend für das Ausmaß der arbeitskonzeptionellen Konsequenzen im Hinblick auf Solidarisierungsaktivitäten.

Wie ist eine solche Verinnerlichung von theoretischem Wissen möglich?

Ich sehe in der Selbsterfahrungsmethode eine Möglichkeit, eine Verinnerlichung von theoretischem Wissen zu erreichen. Wobei das Theoretische um das Praktische entscheidend ergänzt wird und somit erst in dieser Verbindung an Bedeutung gewinnt.

Wie funktioniert die Verinnerlichung, und was beinhaltet die Selbsterfahrungsmethode?

Die Selbsterfahrungsmethode beruht auf der Durchführung von Selbsterfahrungsversuchen. Unter Selbsterfahrungsversuchen verstehe ich in Abgrenzung zur üblichen Definition von Selbsterfahrung Versuche, bei denen man durch eine Art der Simulation der Situation der Lebensrealität von sozial benachteiligten Menschen Selbsterfahrungen in dieser simulierten Situation sammelt, registriert und später auswertet. Es geht bei dieser Art von Selbsterfahrung daher weniger um intellektuelle, theoretisch angeeignete Informationen als um das gefühlsmäßige Sich-Selbst-Wahrnehmen in einer fremden realen Situation, das persönliche Empfinden von Angst, Unsicherheit, Diskriminierung, Stigmatisierung, Hilflosigkeit, Abhängigkeit und vieles mehr.

Durch diese individuelle Wahrnehmung des eigenen Ichs wird eine emotionale Betroffenheit erzeugt. Diese individuelle emotionale Betroffenheit ist nun der Schlüssel zur Verinnerlichung von theoretischem Wissen. Das Kognitive (Rationale) wird über den Weg des Emotionalen verinnerlicht.

Bei der Durchführung von Selbsterfahrungsversuchen müssen bestimmte Grundbedingungen eingehalten werden, diese sind unter anderem: Freiwilligkeit der Versuchsdurchführung, sich vorurteilsfrei den Eindrücken und Erfahrungen stellen, Gefühlsnähe zulassen, selbst bleibend – keinen wirklich betroffenen Menschen simulieren wollend, Gruppenauswertung, Austausch mit wirklich Betroffenen nach Versuchsabschluss.

Als relativierendes Moment möchte ich ausdrücklich aufführen, dass es nicht um das exakte Nachvollziehen der konkreten individuellen Empfindungen eines wirklich betroffenen Menschen geht, dies kann niemand, der sich nicht wirklich in der entsprechenden Lebenssituation befindet. Es geht um das Wahrnehmen der eigenen Person in der simulierten Situation des Betroffenen, einschließlich des Bewusstseins, nach Beendigung des Versuchs in die eigene reale Lebenssituation zurückkehren zu können.

In der Obdachlosensiedlung

Die Obdachlosensiedlung in Mainz kannte ich schon von einem Praktikum im Jugendamt. Dort zu wohnen, den Menschen näher sein zu können, am eigenen Leib, an Körper und Psyche zeitlich begrenzt zu erleben, was es heißt, in dieser Siedlung den Alltag zu verbringen, war eine große Herausforderung, mit Wissensdrang, einem Gefühl der Solidarität mit den Menschen und Neugierde verbunden.

Im Vorfeld des Wohnens in einer Obdachlosensiedlung kamen immer wieder Gedanken auf, die in die Richtung gingen: »Da wird immer etwas los sein, bestimmt gibt es Schlägereien, Gewalt und viel Lärm.« Gerade der Aspekt der erwarteten Gewalterfahrung erwies sich als eine Form von bewussten und/oder unbewussten Vorurteilen, die ich in mir trug.

Im Vorfeld mussten meine Versuchspartnerin und ich erst einmal viele bürokratische Hürden nehmen, um überhaupt in dieser Obdachlosensiedlung wohnen zu dürfen. Denn man wird dort nur bei Wohnungsverlust durch das Ordnungsamt eingewiesen. Es gibt keinen Mietvertrag, lediglich eine Nutzungsgenehmigung. Bürokratie pur! Entscheidend war bei diesem Genehmigungsverfahren, dass wir die Hauptverantwortlichen persönlich aufsuchten und alle maßgebenden Beamten in diese Kommunikation miteinbezogen haben. Nur nach Vorsprache und diesen persönlichen Kontakten erhielten wir nach Wochen eine Sondereinzugsgenehmigung. Interessant hierbei war allerdings, dass an keiner Stelle der Bürokratie auf eine inhaltliche Auseinandersetzung mit den diesem Selbsterfahrungskonzept zugrundeliegenden Inhalten Wert gelegt wurde. Auch wohl kennzeichnend für bürokratisch gesellschaftsstrukturelle Reaktionsweisen. Klingt komisch, aber wir waren auch etwas stolz, es geschafft zu haben, in eine Obdachlosensiedlung einziehen zu dürfen.

Bei Einzug in unsere Wohnung fiel zuerst die Unsauberkeit im Hauseingangsbereich, in den Hausfluren, in den Treppengängen und den Duschen auf. Die Wohnung selbst hatte viele Mängel, die aber für das Wohnen in dieser Siedlung »normal« waren. Die Wände waren sehr porös, beim Einschlagen von Nägeln fiel der Putz von den Wänden. Die Decken waren aus Stahlbeton, deshalb war es fast unmöglich, dort Gardinenstangen zu befestigen. Die Wände waren so dünn, dass man fast jedes lautere Gespräch in der Nachbarwohnung mithören konnte und viele andere Geräusche! Die Wände waren zudem ungleich hoch. Auf Handwerker musste man sehr lange warten, manche kamen überhaupt nicht in die Siedlung. Dass die Etagenduschen im Keller waren und zudem fast immer verdreckt, war für uns besonders belastend.

Die randständige Lage der Siedlung verdeutlichte zudem den Ausgliederungs- und Isolations- sowie Diskriminierungscharakter, der dem Wohnen in diesem Wohnareal anhaftete. Diese Isolation sowie Ghettoisierung wurde dadurch verstärkt, dass die Obdachlosensiedlung in einem Industriegebiet lag und von einer Bundesstraße, einer Schnellstraßentangente, zwei Eisenbahnstrecken und einem Tierheim umschlossen war. Hierdurch war der Lärmpegel ausgesprochen hoch. Die Bildqualität des Fernsehers war bei vorbeifahrenden Zügen stark eingeschränkt, und im Sommer kam es aufgrund des Bahndamms regelmäßig zu einer Ratten- und Kaninchenplage. Es gab auch keinen Zebrastreifen von der Siedlung über die Straße zum nahe gelegenen Bolzplatz. Durch diese Lage werden ganz eindeutig geografisch und gestalterisch eine oder mehrere Trennlinien gezogen, die den »normalen« Bürger von dem obdachlosen Bürger und umgekehrt trennen. Des Weiteren wird durch diese Form der Ausgrenzung, ich denke, man kann auch von gesellschaftlicher Bestrafung sprechen, die Teilnahme am »öffentlichen Leben« deutlich erschwert. So müssen bei Besuchen von Ärzten, Ämtern, Jugendzentren, Geschäften, besonders gravierend bei Einkäufen in Supermärkten und Lebensmittelläden weite Wegstrecken bewältigt werden. Dies bedeutete, dass es keine direkten Einkaufsmöglichkeiten, außer bei Straßenhändlern, gab. Diese wiederum nutzten die Lage und die Situation der Bewohner oft schamlos, gerade was das Preisniveau betraf, aus. Dies erfuhren wir fast täglich am eigenen Leib. Sie verhielten sich oft distanzlos. Immer wieder bemerkten wir, dass sie auch nicht das in die Verkaufstüte gaben, was man bestellt und gekauft hatte.

Mich interessierte es brennend, ob alleine die Anschrift der Siedlung schon nachteilige Auswirkungen habe, wenn dies zum Beispiel bei Bewerbungen angegeben werden musste. Ich führte also einen besonderen Testversuch durch. Ich verschickte 15 Bewerbungsschreiben bezüglich mehrerer in der Zeitung ausgeschriebener Stellen mit Angabe meiner authentischen Vita, aber mit dem Absender dieser Siedlung. Ich bekam drei Absagen und zwölf Mal überhaupt keine Antwort. Allein die Anschrift der Wohngegend war wohl für viele Arbeitgeber ein Ausschlusskriterium. Eine wichtige Erkenntnis zu Bemühungsversuchen von Betroffenen, die in dieser Siedlung wohnten und versuchten, eine Arbeit zu finden. Das Stigma des Wohnens in dieser Gegend wiegt schwer und senkt massiv die Chance, eine Arbeit zu finden.

Was haben all diese Eindrücke mit mir gemacht? Als Erstes stellte ich mit Scham besetzter Verwunderung fest, dass ich bei mir relativ schnell Anpassungssymptome an die dortigen Lebensbedingungen registrierte. So reinigte auch ich nicht mehr das Treppenhaus oder den Duschbereich. Schnell distanzierte ich mich von diesen normalen Pflichten der Sauberkeitserhaltung, indem ich Duschen und Treppenhaus als öffentliche Bereiche ansah, für die ich nicht zuständig war. Die Nähe zu den Bewohnern fand über die ähnlich empfundenen, zuvor schon beschriebenen Wohnbedingungen rasch statt. Natürlich hatten wir den Versuchscharakter und das Modell der Selbsterfahrung als Weg zu mehr Verständnis gegenüber wirklich betroffenen Menschen zuvor den Bewohnern der Obdachlosensiedlung vermittelt. Und natürlich war uns jederzeit bewusst, nach diesen sechs Wochen werden wir wieder in unser beschütztes und bürgerliches Zuhause wechseln können.

Auch ich verspürte Ärger und Wut über die mangelhafte Isolierung und Qualität des Wohnraums. Über den Lärm durch ständig vorbeifahrende Züge und Autos. Über das ständige Hundegebell des Tierheimes. Über den Gestank des Nestle-Industriebetriebes. Über das distanz- und respektlose Verhalten der Straßenhändler. Oder über die Blicke der mitfahrenden Passagiere in der Straßenbahn, wenn wir an der Haltestelle der dann zwar immer noch entfernten Obdachlosensiedlung ausstiegen, aber jeder wusste, wer hier die Bahn verließ, musste in dieser stadtbekannten Siedlung wohnen. Besonders beschämend waren für mich als Sozialarbeiter der Argwohn, das Unverständnis und die Ignoranz der involvierten Sozialarbeiter*innen den Menschen in der Siedlung gegenüber. Die zudem überhaupt nicht verstanden, wozu diese Selbsterfahrung von uns, gerade im Kontext einer betroffenenzentrierten Sozialen Arbeit, dient. Wir wurden, gerade auch mit dieser Vorgehensweise, die das Verhalten und die Lebenssituation dort lebender Menschen nachvollziehbarer und verstehbarer machen sollte, überhaupt nicht ernst genommen. Hinter diesem »Nicht-ernst-Nehmen« von uns, und das wiegt natürlich viel schwerer, war eine Respektlosigkeit und Geringschätzung der betroffenen Menschen zu spüren. Leider musste ich dieses Verhalten von Seiten der Sozialarbeiter*innen im Arbeitsfeld der Wohnungslosenhilfe immer wieder feststellen. Noch vor Kurzem hatte ich eine heftige Auseinandersetzung mit einer kirchlichen Einrichtung der Wohnungslosenhilfe, da zum einen ein sexistisch diffamierender offizieller Aushang als normal charakterisiert und verteidigt wurde.

Diese Sprache sei eben eine Sprache, die die wohnungslosen Männer verstehen würden. Zum anderen erfuhr ich etwas später, dass in diesem Männerwohnheim morgens mit einer Trillerpfeife geweckt wurde. Ich forderte die Heimleitung umgehend auf, dieses respektlose Verhalten zu verändern, da ein Wohnheim keine Kaserne sei. Natürlich kann man sich auch fragen, ob es angebracht ist, in einer Kaserne mit einer Trillerpfeife zu wecken. Widerwillig, mit viel Uneinsichtigkeit und wenig Reflexionsvermögen wurde die Pfeife durch einen Gong ersetzt. Somit war eine Erkenntnis des Selbsterfahrungsversuches in dieser Obdachlosensiedlung auch die, dass die Sozialarbeit selbst noch sehr viele Vorurteile gegenüber den betroffenen Menschen besitzt und auch generiert.

Wir erlebten dort aber wahrlich nicht nur Negatives. Die Bewohner gaben uns durchweg ein positives Feedback. Sie fanden es gut, dass wir uns selbst vor Ort ein Bild machen und nicht aus der Distanz urteilen und verurteilen würden. Man interpretierte unseren Versuch auch als einen Akt der Solidarität, was er auch war. Besonders sind mir verschiedene Erlebnisse mit Kindern und Jugendlichen in Erinnerung geblieben. Schon am ersten Tag unseres Einzugs half ein Junge uns beim Einrichten und Möbeltragen, den ich zuvor nur als aggressiv und uneinsichtig wahrgenommen hatte. Er war hilfsbereit und zeigte eine vollkommen andere Seite seiner Persönlichkeit. Als wir ihn zum Essen einluden, orientierte er sich an unserem Essverhalten, imitierte dies, war aufgeschlossen und offen, so wie ich ihn bisher nie erleben durfte. Ein kleines Mädchen besuchte uns sehr oft. Jedes Mal hatte sie Hunger und Durst. Sie bekam von uns immer etwas zu essen und zu trinken. Sie aß dann immer nur die Hälfte und erklärte uns, dass sie die andere Hälfte für »unterwegs« mitnehmen würde. Vom Fenster unserer Wohnung aus konnten wir sehen, dass sie den Rest ihrem jüngeren Bruder gab. Das deutet natürlich auf eine Unterversorgung durch die Eltern hin, zeigt aber auch diese so früh, mit so jungen Jahren schon gelebte Fürsorge und Verantwortlichkeit.

Das Abschiednehmen fiel uns, mehr als erwartet, nach diesen sechs Wochen sehr schwer. Wir empfanden ein Gefühl der Schuld. Schuld deshalb, da wir glaubten, die Menschen im Stich zu lassen. Wir berichteten den verantwortlichen Beamten und kommunalen Repräsentanten für diese Obdachlosensiedlung von unseren Erfahrungen. Dies änderte nicht viel. Es wurde lediglich ein Zebrastreifen zwischen Siedlung und Bolzplatz geschaffen und etwas später sogar eine Fußgängerampel. Und wir transportierten den Selbsterfahrungsansatz in verschiedene Diskussionsforen, die sich mit Wegen zu mehr Verständnis, Erkenntnis und Solidarität zwischen den Zielgruppen von sozialem professionellem Engagement und der sozialen Arbeit befassten.

Mich ließen diese Siedlung und die Menschen, die dort lebten, nie mehr los. Jahre später konzipierte ich ein Projekt »Gesundheit jetzt! – in sozialen Brennpunkten«. Der von mir mitinitiierte Verein Armut und Gesundheit in Deutschland kreierte in dieser Siedlung verschiedene Gesundheitsangebote und Beteiligungsmaßnahmen für die Bewohner, besonders für die dort lebenden Kinder. Jetzt leben dort geflüchtete Menschen, und unser Verein bietet wiederum Gesundheitsinformation, Sport, Spiel,

Ernährungsinformationen und konkretes Verteilen von gesunder Nahrung usw. für die Kinder an. Zudem haben wir ein Kinderarztmobil und können damit gesundheitsfördernde und gesundheitspräventive Maßnahmen vor Ort praktisch anwenden. Ich werde die Zeit, während der ich dort lebte, nie vergessen. Es waren ganz wichtige elementare Lehrwochen für mich.

Gut zu wissen: »Life-Event-Erfahrungen« und Entwurzelung

Warum sind wohnungslose Menschen so krank? Neben dem individuellen Risikoverhalten und gesellschafts-strukturellen Benachteiligungs- und Ausgrenzungsfak-toren spielt Stress eine große Rolle. In der sogenannten Life-Event-Forschung wurde versucht, Krankheitsge-fährdungen anhand eines quantifizierenden Zugangs vorhersagen zu können. Dieses Forschungsmodell ba-siert auf der Annahme, dass das Erkrankungsrisiko mit der Häufung von belastenden Lebensveränderungen zu-nimmt. In zahlreichen meist epidemiologischen Studien konnte die vermutete Beziehung von Lebensbelastung und Erkrankungsrisiko bestätigt werden.

Zudem spielen individuelle Verarbeitungsressourcen, sogenannte Coping-Strategien, und die soziale Unter-stützung (Social Support) im Umfeld des Betroffenen eine bedeutsame Rolle.

Entscheidend für Wohnungslosigkeit, aber auch für körperliche Gesundheit/Krankheit scheint bei einem be-deutenden Anteil alleinstehend Wohnungsloser die indi-viduelle Bewältigung von bestimmten belastenden Le-bensereignissen zu sein. Tod des Ehepartners, der Eltern, der Kinder, Scheidung, Trennung, Arbeitsverlust usw. sind immer wieder sehr häufig innerhalb anamnesti-scher Befragungen festzustellen. Auch meine 25-jährige Berufserfahrung belegt diesen Zusammenhang.

Die medizinische Psychologie bzw. psychiatrische Untersuchungen zeigen, dass eine ungenügende psychische Verarbeitung und Bewältigung sogenannter »Life-Events« zu körperlichen und seelischen Erkrankungen führen kann.

Unter den acht Lebensereignissen mit den höchsten Anpassungsleistungswerten, man könnte auch sagen mit den höchsten Stresswerten, sind acht Situationen zu finden, die sehr häufig bei wohnungslosen Menschen festgestellt werden. Es handelt sich hierbei im Einzelnen um:

1. Tod des Ehepartners
2. Scheidung
3. Eheliche Trennung
4. Gefängnis
5. Tod eines nahen Angehörigen
6. Persönliche Verletzung
7. Krankheit
8. Kündigung (Uexküll, 1996)

Damit wird auch wissenschaftlich bestätigt, dass die hohe Rate an körperlichen und seelischen Erkrankungen mit diesen menschlichen Schicksalsschlägen verbunden ist. Zudem zeigen die Befunde, dass die Betroffenen häufig während einer solchen Lebensphase keine Unterstützung durch das soziale Umfeld erhielten. Auch die persönlichen Verarbeitungs- und Bewältigungsressourcen scheinen bei wohnungslosen Menschen oft nur gering entwickelt zu sein. Warum dies so ist, kann nicht abschließend beurteilt werden.

Der Tod auf dem Zebrastreifen

Gernot lebt schon seit 27 Jahren auf der Straße. Er ist mittlerweile 62 Jahre alt. Von Beruf ist er Maurer und hat auch lange Zeit in seinem Beruf gearbeitet. Er mochte diese körperliche Arbeit und die Freiheit, oft im Freien arbeiten zu können.

Er machte sich als 24-jähriger Maurermeister selbstständig. Nach anfänglichen Schwierigkeiten, einen Kundenstamm aufzubauen, lief das Geschäft aber dann sehr gut. Insgesamt verdiente Gernot neun Jahre lang »gutes Geld«, wie er betont, mit seinem kleinen Unternehmen in seinem Heimatort Münster.

Wir sitzen in einem Kaffee am Domplatz, um gemeinsam Zeit zu teilen. Es ist wieder einer der seltenen, der viel zu seltenen Momente, an denen ich mir die Zeit nehme, mit einem meiner Patienten in Ruhe zu reden, mehr über ihn und sein Leben zu erfahren.

Gernot bat mich schon seit Längerem um dieses Treffen. »Ach, Doc!«, beginnt er unser Gespräch. »Hast Du wirklich Zeit?«, fährt er fort. Ich nicke und berühre ihn fürsorglich und männertypisch kameradschaftlich mit einem Klaps auf die Schulter. Ich habe aus dem Gedächtnis und anhand meiner schriftlichen Notizen die Worte Gernots rekonstruiert, da ich von dem, was er mir erzählte, so beeindruckt und betroffen war.

Gernot begann mit den Worten: »Ich muss einfach einmal meine Geschichte loswerden! Es war ein schöner Morgen am 24.01.1987, dem Tag, den ich nie mehr vergessen werde. Die Sonne schien, etwas Schnee lag noch auf der Wiese im Garten. Meine Frau Andrea hatte mir den Kaffee schon gekocht, als ich aufstand. Sie brachte unsere Tochter Emilie in die Schule. Ich machte mich gegen 9 Uhr auf den Weg in den Keller, mein Büro war dort. Nachdem Andrea unsere Tochter zur Schule gebracht hatte, erzählten und lachten wir, wie so oft, viel miteinander, es war einfach schön, mit dieser Frau und unserem Kind gemeinsam zu leben. 12 Uhr, sie verabschiedet sich mit den Worten: »Ich hole Emilie ab, bin gleich wieder da!« Es vergingen 30 Minuten, 60 Minuten, dann war sie zwei Stunden fort. Ich ging aus meinem Büro hoch in unser Wohnzimmer an den vielen Pflanzen vorbei, die Andrea so leidenschaftlich und fürsorglich pflegte. Ich sah auf dem Anrufbeantworter unseres Telefons, dass vier verpasste Anrufe angezeigt wurden. Dann klingelte es an unserer Haustür. Es waren zwei Streifenpolizisten die mich mit einem eigenartigen Gesichtsausdruck anschauten. Andrea kam nicht wieder, genauso wie Emilie. Nach zwei Tagen im Vollrausch auf meinem Sofa begann ich die Beerdigung zu planen, die eine Woche später stattfand. Beide liegen in einem Grab, mit der Aufschrift »Zu früh gegangen«. Ich ging nach der Beerdigung nicht mehr nach Hause, ich setzte mich in einen Zug, dann in einen Bus und trampte durch die Gegend. Nach vier Wochen landete ich in Mainz, hier ist es schön. Ich habe alles, was ich brauche. Ich bin also seit Anfang März 1987 hier.«

Gernot holt tief Luft, atmet schwer und fährt fort mit seiner Geschichte. »Lange Zeit fiel es mir sehr schwer, über diesen Tag zu sprechen, an dem meine Familie ausgelöscht wurde. Heute kann ich es, meine Frau wollte mit meiner Tochter über einen Zebrastreifen gehen, sie hatte auf der anderen Straßenseite geparkt. In diesem Moment kam ein Auto angefahren, es war ein blauer Jeep, daran kann ich mich komischerweise noch genau erinnern, als der

Polizist mir dies erklärte. Der Mann spielte wohl an seinem Autoradio herum und sah meine zwei Frauen nicht. Er überfuhr sie! Sie waren beide auf der Stelle tot. Heute bin ich froh, dass sie nicht leiden mussten. Für mich begann eine schwere Zeit, doch ich trage sie immer bei mir auf diesem einen Foto.« Gernot zeigt mir ein mittlerweile durch das viele Benutzen und Anschauen zerfranste Bild seiner Frau Andrea und seiner Tochter Emilie.

Gernot erzählt dann weiter von seinem Schamgefühl, als nun Wohnungsloser in eine Teestube zu gehen. Er fühlte sich als Außenseiter, wollte dies aber auch sein. Immer wieder hätten Menschen zu ihm Kontakt aufgenommen, wären einfach nett gewesen, aber er wollte keinen Kontakt, keine Freunde. Die Angst war zu groß, diese dann auch zu verlieren.

Gernot weiß aber auch von Gewalt ihm gegenüber zu berichten. Als er eines ruhigen Tages vor einer Kirche in der Altstadt saß, bis es dunkel wurde, und er einfach nur schlafen wollte, wären plötzlich drei Jugendliche zu ihm gekommen. Die Jugendlichen wären so im Alter von 16 bis 18 Jahren gewesen. Sie hätten ihn als verwahrlosten Penner, als Schmarotzer, als faulen Sack beschimpft.

Das war Gernot immer einmal wieder im öffentlichen Raum begegnet, er hatte sich daran gewöhnt. Doch dann begannen die Jugendlichen plötzlich auf Gernot einzutreten. Sie wären dabei wie in einem Rausch gewesen. Er wäre schließlich bewusstlos gewesen und erst wieder im Krankenhaus aufgewacht. Aufgewacht mit zwei gebrochenen Rippen und einer gebrochenen Nase, einem blauen Auge und geschwollenen Lippen. Gernot erinnert sich noch gut an den behandelnden Krankenhausarzt, der gelangweilt sagte: »Sie können dann gehen!« Er fragte daraufhin den

Arzt: »Aber wie gehe ich mit den Rippenbrüchen um? Ich habe so starke Schmerzen, und das Atmen fällt mir so schwer.« Die lapidare Antwort: »Wir können Ihnen hier nicht mehr helfen, das muss jetzt einfach auskurieren, ich muss zum nächsten Patienten!« Gernot war früher als selbstständiger Unternehmer privat krankenversichert gewesen. Er wurde deshalb wohl oft bevorzugt behandelt, jetzt hatte er keine Krankenversicherung mehr, und die Ärzte wollten ihn so schnell wie möglich wieder loswerden. Eine neue und zutiefst demütigende Erfahrung für Gernot.

Also ging er mit Schmerzen wieder zurück auf die Straße. Wohnte eine Zeit lang in einem Wohnheim für Obdachlose oder in den Wohn-Containern, die im Winter aufgestellt wurden, oder einfach im Freien auf der Straße. Seine Gedanken waren dabei immer bei seiner Frau und seiner Tochter. Er sah scheinbar glückliche Familien, die durch die Stadt schlenderten, und wünschte sich so sehr, die Zeit zurückdrehen zu können und dies mit seiner Familie noch einmal erleben zu dürfen.

Er führe jetzt ein Leben, betont Gernot immer wieder, in dem er nichts mehr verlieren könne und ihm auch niemand mehr etwas wegnehmen kann, denn er besitze einfach gar nichts mehr. Er sei zufrieden, es ginge ihm gut. Was immer für Gernot Zufriedenheit nach all diesen Schicksalsschlägen bedeuten mag.

Es würde auch überhaupt kein Risiko in seinem Leben mehr geben, nicht einmal das Risiko zu sterben. Er habe keine Angst vor dem Sterben, er wünsche sich nur, dass seine zwei Mädels, wenn es so weit sei, ihn wiedererkennen.

»Das werden sie bestimmt!«, sage ich zum Abschluss

unseres Gespräches nachdenklich und zutiefst dankbar,

dass dieses Leid, dieser Schmerz meiner Familie und mir bisher erspart geblieben ist. Ich mag mir dies überhaupt nicht vorstellen, was wäre in einem solchen Fall mit mir geworden? Ich wünsche Gernot, dass er noch zu seinen Lebzeiten wieder etwas mehr Glück erfahren darf, bevor er seinen zwei Mädels wieder begegnen wird.

Baumfäll-Arbeiten

Ich habe den Notfall-Piepser von einem Kollegen übernommen, da dieser dringend auf die Intensiv-Station muss und ein Notarzteinsatz die Versorgung »seiner« Patienten verzögern würde. Alltag in einem kleineren Krankenhaus der Regelversorgung. Es dauert auch nicht lange und schon ertönt dieses Geräusch, das sofort den eigenen Adrenalinspiegel zum Ansteigen bringt. Ich bekomme über Funk die Mitteilung, dass es sich um einen Arbeitsunfall handele. Die Unfallstelle sei nicht weit vom Krankenhaus entfernt. Bei Holzfäll-Arbeiten sei ein Arbeiter durch einen umstürzenden Baum verletzt worden. Das kann mal wieder alles bedeuten, sinniere ich nachdenklich in mein extrem angespanntes Inneres hinein. Leider werden wir oft unnötigerweise zu »Bagatellverletzungen« gerufen. Na ja, ich bin in einer angespannten konzentrierten Stimmung und ziehe die Gummihandschuhe an. Wir sind nach vier Minuten an der Unfallstelle angekommen. Der erste Eindruck lässt das Schlimmste vermuten. Die Rettungsassistenten des RTW waren schon vor uns am Unfallort und haben sofort mit den Wiederbelebungsmaßnahmen begonnen. Schon von Weitem lassen die Art ihrer Bewegungen und die damit verbundene Gestik auf einen schwerstverletzten Menschen schließen. Bei unserem Eintreffen ist der Patient nicht mehr bei Bewusstsein. Die rechte Kopfseite ist verletzt, Blut fließt aus den Ohren und der Nase. Die Rettungsassistenten haben ihn schon intubiert, d. h., einen Gummischlauch in die Luftröhre geschoben, worüber er jetzt künstlich beatmet werden kann. Die Pupillen des Verletzten sind weit und lichtstarr. Keine Pulse tastbar! Das sofort angeschlossene EKG zeigt keine Herzaktion. Der erste Eindruck besagt, dieser Mensch ist tot. Trotzdem versuchen wir ihn im wahrsten Sinne des Wortes wiederzubeleben. Ich überprüfe den Tubus, den Gummischlauch in der Luftröhre, der rechte Lungenflügel wird gut, der linke kaum belüftet. Das bedeutet, der Tubus muss etwas zurückgezogen werden. Jetzt werden beide Lungenflügel gleich ventiliert, also mit Sauerstoff belüftet. Wir beginnen parallel dazu mit der Herzdruckmassage. Der Brustkorb ist instabil. Scheinbar sind durch den umgestürzten Baum Rippen sowie das Brustbein verletzt worden, sie sind gebrochen, und dies führt dann zu einem derartig beweglichen Brustkorb, dass wir dies als einen »instabilen Thorax« bezeichnen. Durch mehrere venöse Zugänge führen wir rasch Blutersatzmittel dem mit dem Tod ringenden Körper zu. Die Pupillen sind weiterhin weit und lichtstarr, also kein Hinweis auf eine Hirnreaktion. Bei kurzzeitigem Auslassen der Herzdruckmassage verfolgen wir auf dem Herz-Monitor die Herztätigkeit. Null-Linie, keine eigenen Herzaktionen sichtbar. Wir machen weiter! Spritzen verschiedene Notfall-Medikamente, ohne Erfolg. Ein zweiter Arzt kommt zur Unfallstelle. Er kennt den Patienten privat. Er erkennt sofort die wohl aussichtslose Situation. Er orientiert sich kurz über den Stand unserer

bisherigen Rettungsmaßnahmen und zieht sich dann aber

wieder zurück. Er kann uns nicht helfen, möchte uns wohl auch nicht stören und scheint zudem auch sehr betroffen zu sein. Er kämpft mit den Tränen! Wir machen weiter! Wieder überprüfen wir die Eigen-Herztätigkeit auf dem Monitor. Null-Linie! Die Pupillen sind weiterhin weit und zeigen keine Lichtreaktion. Aus dem Mund des Patienten fließt Blut, wir saugen dieses Blut und Schleim ab. Der Bauch ist prallelastisch gespannt. Alles deutet auf eine massive innere Blutung hin.

Ich entscheide, und daran werde ich mich nie gewöhnen können, die Wiederbelebungsmaßnahmen einzustellen. Dieser Mensch ist tot, wir können nichts mehr für ihn tun. Ich schaue mir jetzt erst den Baum, der einige Meter entfernt von unserem toten Patienten liegt, an. Es ist ein gewaltiger Baumstumpf, der Stamm ist bestimmt zwei Meter im Durchmesser dick. Der Verunfallte muss an seiner rechten Körperseite von diesem mächtigen Baum getroffen worden sein. Er war wohl sofort tot.

Bei einem Rundblick und der Suche nach weiteren Unfallzeugen fällt mir ein rastlos umhergehender junger Mann an der Unfallstelle auf. Ich gehe auf ihn zu und frage ihn: » Wie geht es Ihnen? Sind Sie verletzt?« Sofort sprudelt es aus ihm heraus: »Wir haben zusammen den Baum fällen wollen. Das Sägeblatt war eingeklemmt. Dann ist der Baum plötzlich doch gefallen. Ich habe ihn fallen gesehen. Ich habe gesehen, in welche Richtung er fällt, und bin dann schnell auf die andere Seite gelaufen, nein gesprungen. Aber er ist in die falsche Richtung, auf die falsche Seite, gesprungen.« Seine Stimme stockt, er ist verzweifelt, er weint. »Ich habe noch gerufen. Ich konnte doch nichts mehr für ihn tun. Ich wollte, ich wäre nicht hier gewesen«, fährt er fort.

Ich möchte tröstende Worte sprechen, mir fällt in diesem Moment aber einfach nichts ein. Ich spüre nur, dass dieser Mensch verzweifelt ist und sich fragt, ob er den Tod seines Kollegen nicht hätte verhindern können. Ob ihn Schuld trifft bei diesem Unfall. Ich sage spontan: »Machen Sie sich jetzt keine Vorwürfe. Sie trifft keine Schuld.« Er antwortet sofort: »Das sagen Sie so einfach. Ich wollt', ich wäre heute nicht hier gewesen.« Ich erwidere: »Ja, das sage ich so einfach, aber so ist es!«

Natürlich hat er recht, ich sage dies so einfach in meiner Hilflosigkeit und meinem Versuch, irgendetwas Tröstendes diesem verzweifelten Menschen mitzugeben. Schuldfragen helfen in solchen Situationen, das ist jedenfalls meine Erfahrung als Notarzt, auch nicht mehr weiter. Das Schicksal ist sowieso nicht zu verstehen. Der Mann geht weiter zu einem Kollegen, der ihn fürsorglich in den Arm nimmt. Der Mann beginnt verzweifelt und voller Schmerz zu weinen.

Ich weiß nicht, ob es richtig war, dass ich ihm dies alles sofort in dieser Art und Weise gesagt habe. Ich hatte einfach das Gefühl, ich muss versuchen, diesem Menschen, der weiterleben wird, etwas von seiner Last, von seinen Vorwürfen abzunehmen, sonst findet er im Moment überhaupt keinen Halt mehr. Auch dies gehört zu meinen Aufgaben als Notarzt.

Ich informiere den hinzugekommenen Hausarzt über die psychische Situation dieses Mannes und bitte ihn, sich um diesen stark psychisch verletzten Menschen zu kümmern. Auf der Rückfahrt wird mir bewusst, dass die Reaktion dieses jungen Menschen mich sehr betroffen machte. Mir wird klar, dass ich den verstorbenen Menschen ja nur als leblose Hülle, als abstraktes Lebewesen wahrgenommen habe. Ich war beschäftigt, ich hantierte, ich kontrollierte und hatte dadurch natürlich auch eine gewisse Distanz zu dem Verletzten. Es ist mein Job! Ich habe dieses Wesen weniger als subjektive Persönlichkeit wahrgenommen, gespürt, erlebt, wie wäre dies auch möglich gewesen, sondern als fast leblose reaktionslose menschliche Hülle, als Objekt meines Handelns. Aber mit dieser Reaktion, des am Unfall Mitbeteiligten, mit dem Zeigen seines Schmerzes, seiner Verzweiflung, seiner Trauer, wurde mir erst die Tragik des ganzen Geschehens schlagartig bewusst. Hier war von einer Sekunde auf die andere plötzlich ein Mensch gestorben. Ein Arbeitskollege, ein Freund, ein Ehemann und Vater vielleicht. Es war daran nichts mehr zu ändern. Er lebte noch vor 30 Minuten, und jetzt war er unwiderruflich tot. Dieses Ereignis wird dieser trauernde, hilflose und verzweifelte Mensch wohl niemals in seinem Leben vergessen. Hoffentlich zerbricht seine Psyche nicht daran, und hoffentlich hat oder findet er Menschen, die ihm dabei helfen.

Am darauffolgenden Tag erfahre ich, dass die Ehefrau des Verstorbenen, er war Feuerwehrmann, dies alles über den Funkverkehr der Feuerwehr direkt mithörte. Die Unfallmeldung, der Einsatz des Notarztes, die bange Zeit des Wartens und der Ungewissheit, was geschehen war, und schließlich die endgültige brutale Mitteilung: Der Patient ist tot. Ihr Ehemann ist tot.

Ich frage mich, wer kümmert sich eigentlich in solchen Situationen um die Hinterbliebenen, um die direkt Betroffenen, um die Unfallbeteiligten? Ich denke, sie bräuchten oft auch einen »psychischen Notarzt«. Es gibt zwar die sogenannte »Notfallseelsorge«, die wichtig und sinnvoll ist, aber leider zu gering besetzt erscheint.

Ungefähr ein Vierteljahr später treffe ich den verzweifelten jungen Mann von damals während unserer Arztmobiltour in der Teestube. Ich spreche ihn an, er kennt mich nicht mehr, aber als ich ihm vermittle, dass ich der Notarzt von damals sei, ist er sofort voll konzentriert und zugewandt. Er berichtet mir, dass er nach diesem Ereignis nicht mehr weiterarbeiten konnte. Er würde das damals Geschehene immer wieder in Träumen, auch in Wachträumen, erleben und sich schuldig fühlen. Er hätte danach gekündigt, getrunken und suche immer noch nach einem Halt und würde keinen finden.

Gut zu wissen: Arbeitslosigkeit als Einstieg in den sozialen Ausstieg

Arbeitslosigkeit ist ein häufiger Weg in die Armut, oft auch in die Wohnungslosigkeit. Der Verlust der Arbeit ist mit einem rasanten finanziellen und oft auch sozialen Abstieg verbunden. Neben der ökonomischen Situation führt Arbeitslosigkeit, gerade Langzeitarbeitslosigkeit, zu einem immensen Selbstwertverlust. Gerade Männer definieren sich sehr stark darüber, was sie tun, was sie beruflich machen, wofür sie bezahlt werden. Fällt diese Konstante weg, verlieren sie häufig an Selbstbewusstsein und Selbstwertgefühl – die Folge dieser Infragestellung des eigenen Wertes führt zu einer deutlich erhöhten Selbstmordquote. Sie ist bei langzeitarbeitslosen Menschen zwanzigfach höher als bei Erwerbstätigen. Schon während meiner Zeit als Assistenzarzt im Krankenhaus wurde ich mit den Auswirkungen von Arbeitsplatzverlusten konfrontiert.

Viele wohnungslose Menschen erfahren Diskriminierung und Stigmatisierung, werden von Behörden oft nicht wertschätzend behandelt. Ich begegne bei meiner Arbeit jedoch immer wieder sehr differenzierten und humorvollen Menschen. Als die Jobcentren das Thema »Ich-AG« als Arbeitsmodell einer selbstständigen Tätigkeit förderten und forderten, sagte mir ein wohnungsloser Patient, den ich schon sehr lange kannte und der sich sehr um Arbeit bemühte und frustriert war, keine

zu finden: »Dann bin ich eben Wohnungsloser in Ich-AG.«
Wir lachten gemeinsam. Diese Aussage beinhaltete zwei
zentrale Botschaften: einerseits die tief empfundene Resignation, keine Arbeit zu finden, andererseits aber spiegelt sie auch die Tatsache wider, dass das Überleben auf
der Straße sehr anstrengend ist und Kreativität benötigt,
also eine Form von selbstständiger Tätigkeit darstellt.

Der schwere Weg zurück

Herr W. kam zu mir in unsere medizinische Sprechstunde
in einem Wohnheim für wohnungslose Menschen und berichtete, dass er jetzt seit fünf Jahren wohnungslos sei.
Er wirkte differenziert in seinen Aussagen und willens,
etwas zu ändern, aber noch unsicher. Zuerst stand für
mich als behandelnder Arzt bei unserer Begegnung die
Frage nach den körperlichen Beschwerden im Vordergrund. Die geschilderten Symptome ließen sehr schnell
die Verdachtsdiagnose Hypertonie, also Bluthochdruck
aufkommen. Die Kontrolluntersuchungen bestätigten
dies. Weitere Kontrollen folgten, und wie so oft bei dieser
Diagnose wurden keine körperlichen Ursachen für diese
Erkrankung entdeckt, so dass eine medikamentöse Therapie für Herrn W. folgte.

Während einer der zahlreichen weiteren Begegnungen
nahm ich mir irgendwann endlich die Zeit und fragte,
jetzt nicht nur den selektiven Blick des Arztes einset-
zend, der das Körperliche in den Fokus rückt und allzu
oft die Psyche vernachlässigt, was denn der Grund für
die lange Wohnungslosigkeit sei. Herr W. berichtete, mit
44 einer Stimme, die seine eigene Verwundung über seinen

Weg erahnen ließ, dass er Prokurist in einer gut gehenden Firma gewesen sei. Er war verheiratet gewesen, die Arbeitsstelle sicher, und ein kleines Haus wurde abbezahlt. Eines Tages veränderte sich Herrn W.s Leben plötzlich und radikal: Seine Frau klagte über leichte Beschwerden, es wurde eine Gelbfärbung der Haut und der Skleren festgestellt, außerdem hatte sie an Gewicht zugenommen. Die Diagnose der Ärzte war niederschmetternd: Leberkrebs in einem weit fortgeschrittenen Stadium. Die Gewichtszunahme lag am vielen Wasser im Bauch.

Innerhalb von vier Wochen verstarb die Ehefrau von Herrn W. Er erzählte mir davon und musste dabei mit den Tränen kämpfen. Der schnelle und überraschende Tod seiner Frau sei solch ein furchtbares Erlebnis gewesen, dass er keinen Sinn, keinen Halt, keinen Inhalt mehr in seinem Leben sah. Er begann den Schmerz und die Einsamkeit mit dem erstbesten Mittel der Wahl zu betäuben: dem Alkohol. Er stellte sein ganzes Leben, seine Zukunft, alles in Frage und fand keine Antwort, warum er dieses Leben so fortführen sollte, ohne den geliebten Menschen an seiner Seite. Er verlor seine Arbeit, die Wohnung, die Gesundheit.

Herr W. beschrieb dieses Leben als »Selbstmord auf Raten«. Nun jedoch sei er an einem Punkt angelangt, an dem er nach vielen Gesprächen, eigenen Gedanken und der Erfahrung, dass andere Menschen an ihn glaubten, den Weg zurück zu einem normalen Leben suche. Und genau hierfür benötige er auch meine Hilfe, um die verschiedenen Baustellen seines Körpers in Angriff zu nehmen. Nachdem die Alkoholkrankheit durch Entgiftung und Langzeittherapie – und den festen Willen des Patienten, sie zu überwinden – besiegt worden war und auch der Bluthochdruck normalisiert werden konnte, tauchte ein neues Problem auf: Die zuständigen Sozialarbeiter signalisierten mir, dass Herr W. auf der neuen Arbeitsstelle, die er gefunden hatte, häufig fehlen würde, er sei wohl doch nicht so motiviert und habe scheinbar keine Lust zu arbeiten. Ich konnte mir dies nach unseren zahlreichen Gesprächen nicht vorstellen und hakte bei ihm nach. Zerknirscht erklärte er mir, dass er sich immer wie zerschlagen fühle und häufig, obwohl er frühzeitig abends zu Bett ginge, am Tage ständig schlafen müsse. Er wolle ja arbeiten, aber er sei einfach zu müde. Neue Verdachtsdiagnose: Schlafapnoe-Syndrom! Gespräche mit den Sozialarbeitern folgten, in denen ich um Geduld bat, und meinem Eindruck Nachdruck verlieh, dass eine Erkrankung hinter Herrn W.s »Arbeitsunlust« stecke. Und tatsächlich: Ein Schlaflabor bestätigte die Diagnose. Herr W. hatte also während des Schlafens Apnoephasen, das heißt einen vorübergehenden Atemstillstand mit der Folge, dass dem Körper zu wenig Sauerstoff zugefügt wurde, was dann wiederum dazu führte, dass er sich tagsüber kraftlos, antriebsarm und schläfrig fühlte. Herr W. benötigte wie all jene Patienten mit dieser Diagnose ein nächtliches Atemgerät, dass diese Apnoephasen erkennt und dem Patienten Sauerstoff zuführt bzw. ihn zum Atmen anregt. Es sind teure Geräte – und die Anschaffung, wie zu erwarten, eine weitere Hürde auf seinem Weg zurück in sein altes Leben. Erste Reaktion des Sozialamtes: »Was braucht denn ein Penner ein solch teures Atemgerät?« Nachdem ich zahlreiche Gespräche mit den zuständigen Sachbearbeitern geführt hatte, kam dann endlich die Einsicht, dass mein Patient diese Therapie dringend benötigt.

Und heute? Die Therapie wirkt! Herr W. ist wieder leistungsfähig, hochgradig motiviert und arbeitet zur Zufriedenheit aller. Er hat den Weg zurück in ein normales bürgerliches Leben geschafft.

Jahre später kam er noch mal in die medizinische Sprechstunde, berichtete von seiner neuen kleinen Wohnung, seiner Arbeitsstelle –sogar wieder in seinem alten Beruf als Prokurist – und davon, dass er jetzt zu einem normalen Arzt gehen wolle und nicht mehr in unsere »Penner-Sprechstunde«. Ob wir dafür Verständnis hätten? Das hatten wir!

Es tut gut zu sehen, dass es jemand aus einer schwierigen Lebenslage wieder zurück in ein geregeltes, weniger destruktives Leben geschafft hat. Und dass wir ihm, einem Menschen, der einen schweren Schicksalsschlag zu bewältigen hatte, hierbei ein wenig helfen konnten, ist natürlich eine besonders schöne Genugtuung. Auch wir leben von kleinen Erfolgserlebnissen. Möge er die neuen Herausforderungen bewältigen.

Auf dem Weg zu einem Bewerbungsgespräch

Der Piepser geht. Eine Stimme ertönt: »NEF-Einsatz – NEF-Einsatz« (NEF=Notarzteinsatzfahrzeug).

Ich habe den Piepser für einen Kollegen übernommen. Es ist kurz vor Dienstschluss, das bedeutet, unter Umständen bin ich ein bis zwei Stunden unterwegs. Mist!

Wir fahren mit Sondersignal los, die Leitstelle informiert uns, dass es sich um einen Unfall an einem unbeschrankten Bahnübergang handelt. Ein Nahverkehrszug habe einen PKW erfasst, der würde brennen, die Feuerwehr sei informiert. Das alles lässt nichts Gutes erwarten. Der Einsatzort ist am Rande unseres Einzugsgebietes, das heißt, wir werden ca. zehn Minuten bis zum Unfallort benötigen. Bei Eintreffen haben die Rettungssanitäter den Verwundeten schon geborgen und die Feuerwehr das Feuer gelöscht. Uns ist allen ein absolutes Rätsel, wie der Fahrer scheinbar unverletzt aus dem total zerstörten und ausgebrannten Auto gekommen ist. Er berichtet uns, dass er beim Rückwärtsfahren das Warnlicht übersehen habe. Der Zug hatte ihn sofort erfasst und noch ca. 100 Meter mitgeschleift.

Als ich den Patienten schließlich von Angesicht zu Angesicht sehe, erkenne ich ihn als einen ehemaligen wohnungslosen Patienten von mir. Er lebte lange Zeit in einem Zelt am Rande der Stadt, hatte es aber dann mit einer bewundernswerten Energieleistung geschafft, sein Leben neu zu gestalten. Wie dies bei Männern ja nicht selten der Fall ist, war auch bei Herrn S. eine Frau entscheidend. Er hatte sie bei der Ausgabestelle der Tafeln kennengelernt, und die beiden hatten sich dann sehr schnell ineinander verliebt.

Herr S. berichtete mir dann weiter bezüglich seines unglaublichen Glücks im Unglück, was diesen Zugunfall anging, dass er instinktiv die Rückenlehne umgeklappt und somit ganz flach im Auto gelegen und sich dann irgendwie aus dem Autowrack befreit habe. Das Fahrzeug war total plattgedrückt, die Karosserie über Türgriffniveau ist weg. Zudem ist es jetzt auch noch total verkohlt und ausgebrannt.

Herr S. hatte in den letzten Jahren gemeinsam mit seiner Partnerin eine Wohnung bezogen und war mit dem von einem Freund ausgeliehenen Auto auf dem Weg zu einem Bewerbungsgespräch, was ihn scheinbar sehr nervös werden ließ. Ich untersuchte ihn und stellte keine äußeren Wunden, keine sichtbaren Verletzungen fest.

Mein ehemaliger und jetzt wieder akut neuer Patient ist bei Bewusstsein und klar. Das einzig Auffällige ist seine Angabe, dass er an der rechten Hand ein leichtes Kribbeln, wie Ameisenlaufen, verspüre. Dies lässt sämtliche roten Lampen in mir aufleuchten. Diese Symptomatik sowie die Unfallschilderung und die Inspektion des Unfallortes lassen eine Wirbelsäulenfraktur als mögliche Ursache für die geschilderten Beschwerden annehmen. Die Empfindungsstörungen in der rechten Hand könnten durch eine Halswirbelsäulenfraktur, Fraktur mit Irritation oder Einklemmung von Nerven verursacht sein. Dies könnte auch zu der Beschreibung des Unfallhergangs passen. Herr S. kommt auf eine Vakuummatratze, er bekommt eine Halskrawatte sowie einen intravenösen Zugang. Er darf sich jetzt nicht mehr großartig bewegen. Wir fordern, da ein Transport vom Unfallort auf einem ländlichen Bahnübergang bis ins nächste Krankenhaus mit neurochirurgischer Abteilung zu lange dauern würde, einen Hubschrauber an. Der Patient ist kreislaufstabil. Die Gefühlsstörungen in der rechten Hand nehmen zu. Der Hubschrauber ist relativ schnell da. Der Patient wird an die Hubschrauberbesatzung übergeben. Unsere Arbeit ist getan. Ich wünsche ihm alles Gute auf seinem Weg zurück in ein normales Leben und er möge sich bei seinem nächsten Bewerbungsgespräch lieber fahren lassen!

Plötzlich ein Knall. Es scheint nichts Besonderes zu sein. Wir, das Rettungsteam, machen ein paar Witze und meinen, vielleicht ist die nächste Lokomotive auf den stehenden Zug geprallt. Bei der Bundesbahn ist doch alles möglich! Es ist eine gelöste, fast ausgelassene Stimmung. Alle sind froh, dass dieser Unfall wohl noch glimpflich ausgegangen ist. Wir wollen langsam zurückfahren. Plötzlich Stimmen, Rufe, wild gestikulierende Menschen.

Wir halten an. Man informiert uns, es sei wirklich der nachkommende Zug gegen den beschädigten fahruntüchtigen Unfallzug geprallt. Wir laufen zur Kollisionsstelle. Beide Lokomotiven sind ineinander gekeilt. Der Lokomotivführer des zweiten Zuges ist zum Glück unverletzt, er hat einen leichten Schock. Er berichtet uns, er habe eine falsche Kilometerangabe bezüglich des verunfallten Zuges mitgeteilt bekommen. Da der beschädigte Zug auch noch ausgerechnet in einer Kurve stand, hätte er den stehenden Zug zu spät gesehen und nicht mehr rechtzeitig bremsen können. Er schimpft, ist aufgeregt und macht sich Sorgen um seinen Zugbegleiter. Dem und den Passagieren ist zum Glück, außer einigen blauen Flecken, nichts geschehen. Wir sind alle froh, dass dieser Kommunikationsfehler nicht zu fataleren Folgen für die davon betroffenen Menschen geführt hat.

Amputation von Seele und Körper

Sebastian ist ein Mann mit vielen verschiedenen Fähigkeiten. Er arbeitete sehr lange als Kraftfahrer und auch fast zwei Jahre bei der Berufsfeuerwehr. Er ist gelernter Maschinenbauer. Als Kraftfahrer wurde er massiv ausgebeutet, man verlangte von ihm Fahrten, die aufgrund der gesetzlichen Ruhephasen nicht erlaubt waren, man vermittelte ihm sogar Methoden, wie der Fahrtenschreiber manipuliert werden könnte. Sebastian entschloss sich zu kündigen, da er sich nicht strafbar machen und vor allen Dingen nicht andere Menschen gefährden wollte.

Er war verlobt, sehr verliebt, aber die Beziehung hielt nicht lange. Damals besaß er ein Haus, das er aber aufgrund eines unseriösen Kredits wieder verlor.

Der Weg der Enttäuschung, der Frustration und oft auch der fehlenden sozialen zwischenmenschlichen Unterstützung führte ihn letztendlich auf die Straße. Dieser Weg war für ihn auch eine Form der Verarbeitung und Rebellion gegen die konservative Bürgerlichkeit, die ihm entgegenschlug.

Ich traf Sebastian im Jahr 2002 zum ersten Mal in der Teestube. Ein stiller zurückhaltender Mensch, der aber auch genau wusste, was er wollte und was nicht.

Er lebte über 20 Jahre auf der Straße, in einem kleinen Zelt mit seinem Hund Ronja. Dann konnte Sebastian motiviert werden, es in einem Wohnwagen als Unterkunft zu versuchen. Bereitgestellt und organisiert wurde diese Wohnmöglichkeit von einer privaten Hilfsorganisation, aufgestellt auf dem Gelände einer evangelischen Kirchengemeinde. Dort lebte er weitere fünf Jahre, bevor er den Weg zurück in eine normale Mietwohnung ging. Scheinbar war dieser Weg, wieder eine Wohnung zu haben, ein Weg zurück zu einer »normalen« bürgerlichen Existenz. Das Leben in einer Wohnsiedlung mit wenig sozialen Kontakten führte aber zu einer Schritt für Schritt fortschreitenden Selbstaufgabe. Nach Jahren wurden wir von ehemaligen Kumpels von Sebastian informiert, dass es ihm gesundheitlich sehr schlecht in seiner Wohnung gehen würde. Eine unserer engagierten Sozialarbeiterinnen schaute nach ihm und musste feststellen, dass sich die Wohnung in einem total unaufgeräumten Zustand befand, man könnte auch von einer Verwahrlosung der Inneneinrichtung sprechen, im Fachjargon als Messi-

Syndrom bezeichnet. Noch schlimmer war allerdings, dass sein linkes Bein schwer entzündet war. Eine offene Wunde war bis zu den knöchernen Strukturen eingedrungen und hatte eine lebensgefährliche Infektion verursacht. Wir mussten Sebastian notfallmäßig sofort ins Krankenhaus einweisen. Aufgrund einer drohenden Sepsis, einer sich im gesamten Körper ausbreitenden Infektion, mussten die Chirurgen ihm das linke Bein unterhalb des Knies amputieren.

Sebastian lebt seit der Krankenhausentlassung in einem Wohnheim für wohnungslose Menschen und hat dort ein Einzelzimmer. Er hat sich nach der Amputation sehr gut erholt. Er fühlt sich sichtbar und spürbar wohl. Die Beinprothese ist gut angepasst, und er kann sehr gut damit gehen. Nicht allein zu sein, in einer Gemeinschaft mit vielen anderen leben zu können, sich aber auch immer wieder in das eigene Zimmer zurückziehen zu dürfen, tut ihm sehr gut.

Sebastian und mich verbinden einige schöne und erfolgreiche, aber auch frustrierende gemeinsame Aktionen.

Zu den erfolgreichen Projekten gehörte unser Kochbuch »Sterne Küche«, ein Gemeinschaftsprojekt mit der Wiener Obdachlosenhilfsorganisation »neunerHAUS«.

Sebastian beschreibt in diesem Buch, in dem die renommiertesten Köchinnen und Köche Deutschlands Rezepte veröffentlichen, sein Lieblingsrezept des »Gemüseeintopfes«. In dieser Passage des Kochbuches heißt es: »*Die Teestube füllt sich, die Meute wartet auf Sebastians Suppentopf. Sebastian, ganz Kochkünstler, muss noch ein paar Nudeln hineinmischen, damit es auch wirklich für alle reicht. Seine Suppen kann man mit Messer und Gabel essen.*

›Ich hab alles hineingeschmissen, was da war. Das ist eine Quer-durch-den-Gemüsegarten-Suppe.‹ Mehr schon ein Eintopf, bekennt Sebastian. Bis zu 30 Frauen und Männer – die meisten von ihnen sind obdachlos – werden von Sebastians Suppeneintopf satt. Satt-Werden ist für Sebastian ein wichtiges Kriterium für gutes Essen. ›Wir helfen uns gegenseitig, schnipseln gemeinsam. Ich bin der Letzte, der etwas bekommt. Ich lass erst die anderen essen.‹

Sebastian hat hinter der Teestube Tomaten und Paprika angepflanzt. Unerlaubterweise. Unerlaubterweise steht dort auch sein Zelt, sein Zuhause, das er mit seiner Hündin Ronja teilt. Seit über 20 Jahren ist Sebastian obdachlos. Das Leben auf der Straße beunruhigt ihn jetzt nicht mehr. ›Wenn du das erste Mal auf der Straße landest, musst du dir Menschen suchen, die dir ehrlich sagen, wo es lang geht. Sonst bist du verloren.‹ Sebastian ist so ein Verbündeter, der anderen hilft und auf sie schaut. Am liebsten würde er auch noch freitags kochen. ›Es kocht sonst keiner. Und die kalte Jahreszeit steht vor der Tür. Da können die Menschen etwas Warmes gut vertragen.‹ Das Kochen hat er sich von seiner Mutter abgeguckt. Über Jahre hinweg.

Seine Belohnung ist die Freude der anderen. ›Am schönsten ist es, wenn es allen schmeckt. Das macht mich ganz glücklich.‹ Seine Zutaten für ein köstliches Rezept: teilen, was da ist. Auch wenn es nicht viel ist. Bis jetzt hat es immer für alle gereicht.«

Dieser Abschnitt aus unserem Buch spiegelt sehr schön und absolut zutreffend die charakterliche Einstellung von Sebastian wider. Er ist immer für die anderen da, auch heute noch!

Zu den frustrierenden Erlebnissen gehörten die Begegnung und der Austausch mit Redakteuren und Journalisten der Talk-Sendung »B. Kerner«. Nach zahlreichen Vorgesprächen wurden wir in die Sendung nach Hamburg eingeladen. Es kostete Sebastian eine große Überwindung, diesen Schritt in die Öffentlichkeit zu gehen. Wir überlegten und diskutierten gemeinsam die Vorteile, aber auch die Gefahren eines solchen Fernsehauftritts. Er entschied sich dafür, es zu tun, und wenn Sebastian sich zu etwas entscheidet, dann steht er voll und ganz dazu. Ich denke, es war für ihn auch eine Form der Verarbeitung der Vergangenheit, vielleicht auch eine Möglichkeit, manches abschließen zu können, loszulassen. Kurz vor der Sendung, die in Hamburg live aufgezeichnet werden sollte – wir hatten schon die Flugtickets –, wurden Sebastian und ich, ohne Begründung, wieder ausgeladen.

Ich schrieb daraufhin folgenden Brief:

Sehr geehrter Herr Kerner,

ich möchte mit diesem Schreiben meine Betroffenheit und Enttäuschung bezüglich des Verhaltens der Redaktion Ihrer Sendung zum Ausdruck bringen. Mit der Hoffnung versehen, dass sich Ihre Redaktion in Zukunft sensibler mit Menschen am Rande unserer Gesellschaft verhält.

Kurz zum Hintergrund meines Schreibens:
Seit geraumer Zeit hat Ihre Redaktion zu mir Kontakt aufgenommen, um das Thema Armut und Wohnungslosigkeit, so glaubte ich zumindest, u. a. im Kontext der Veröffentlichung eines Kochbuches zu thematisieren. Zusammen mit betroffenen Menschen und den besten Köchinnen/Köchen Deutschlands haben wir ein Kochbuch herausgegeben. In diesem Buch werden verschiedene Essensgerichte bis 5 Euro für zwei Personen

präsentiert. U. a. beteiligten sich dankenswerterweise auch Köche, die in Ihrer Kochsendung häufig auftreten, wie z. B. Frau Wiener und Herr Lafer. Die Einnahmen sind zugunsten zweier Organisationen in Deutschland und Österreich, die sich um die Versorgung wohnungsloser Menschen kümmern. Wir haben hierfür viel positive Resonanz erhalten.

Ihre Redaktion bat mich, wohnungslose Menschen anzusprechen, ob diese mit in die Sendung kommen könnten. Ich bin diesbezüglich sehr vorsichtig, da ich nicht möchte, dass Menschen, die in ihrem Leben schon sehr viele Enttäuschungen und Ausgrenzungen erfahren mussten, eventuell sich in einer derartigen Sendung wieder öffnen und vielleicht enttäuscht werden. Nach verschiedenen Gesprächen mit Ihrer Redaktion stellte ich dann doch einen Kontakt her. Im ersten Fall kam es zu einem intensiven Gespräch zwischen dem betroffenen Patienten und einer Journalistin Ihres Teams. Später wurde, mit einer sehr dünnen Begründung, dieser wohnungslose Mann von Ihrer Redaktion abgelehnt. Angeblich weil er eine Arbeit gekündigt habe. Es handelte sich um eine Tätigkeit als Kraftfahrer, in der er regelrecht ausgebeutet und zu fast strafbaren Handlungen gezwungen wurde. Dies als Ablehnungsgrund zu nehmen, ist mehr als fragwürdig.

Nach mehreren Monaten kam es nochmals zu einem Kontakt zwischen Ihrer Redaktion, mir und einem ehemaligen wohnungslosen Patienten. Jetzt war dieser Klient scheinbar präsentierbar, und man vereinbarte einen Sendetermin. Der Termin wurde sogar noch vorverlegt auf den 15.11., Verträge wurden abgeschlossen, und in etlichen Programmzeitschriften wurde auf ihn als Studiogast hingewiesen. 14 Tage vor der Sendung wurden er und ich informiert, dass man jetzt doch *nicht die Sendung mit ihm drehen wolle, da er ja nur 6 Wochen wohnungslos gewesen sei. Er hatte zwischenzeitlich Freunden und Bekannten von diesem Auftritt berichtet. Es ist natürlich eine Aufwertung, in eine Sendung eingeladen zu werden, umso schlimmer ist dann eine derartige Ausladung. Also wieder eine Erfahrung der Ausgrenzung, »Du bist es nicht wert«, in die Sendung zu kommen usw.*

Es entsteht bei mir der Eindruck, dass Sie bzw. Ihre Redaktion ein solches Thema gar nicht in Ihrer Sendung präsentieren möchten. Dies ist zu akzeptieren, aber nicht ein derartiger Umgang mit betroffenen Menschen. Diese öffnen sich, berichten viel über ihre Vergangenheit, ihr Privatleben, sicherlich ist dies die Entscheidung dieser Menschen, sie müssen dies nicht tun. Aber dann diese Menschen in die Sendung einzuladen, einen konkreten Termin zu vereinbaren, in Programmzeitschriften darauf hinzuweisen und kurz zuvor abzusagen, ist unfair und unsensibel. Ganz davon abgesehen, dass eine Chance der Bewusstseinsbildung Ihrer Zuschauer, eine Sensibilisierung für das Thema Armut und natürlich auch eine eventuelle Unterstützung der medizinischen Versorgung wohnungsloser Menschen verpasst wurde. Schade für all die betroffenen Menschen. In anderen Sendungen, an denen ich teilnahm, war die Resonanz immer sehr positiv, und viele Zuschauer vermittelten ihre Betroffenheit und Verständnis.

Bei meiner heutigen Arztmobil-Tour sprachen mich sehr viele wohnungslose Patienten an, weshalb, trotz Ankündigung in verschiedenen Programmzeitschriften, Herr ... und meine Person nicht in Ihrer Sendung gewesen wären. Sie waren enttäuscht, betroffen und verärgert. Sofort kam bei den Betroffenen der Verdacht auf, dass Sie über ein solches Thema nicht berichten wollen, dass Wohnungslosigkeit wie immer ausgegrenzt wird. Was sollte ich darauf antworten?

Es wäre schön, wenn Ihre Redaktion in Zukunft etwas fein-fühliger und behutsamer mit von Armut und Ausgrenzung betroffenen Menschen umgehen würde.

Ich wünsche Ihnen alles Gute und verbleibe
mit freundlichen Grüßen
Gerhard Trabert

P.S.:
Ein Infoblatt zu unserem Kochbuch.
Ein Musikvideo zu unserer konkreten Arbeit (seit zwei Tagen erhältlich). Falls Sie Zeit und Lust haben, schauen Sie sich doch einfach mal diese DVD an. Sie zeigt sehr gut die Lebens-welt der betroffenen Menschen und unsere Tätigkeit.

Ich erhielt bis heute leider keine Antwort darauf!

Gut zu wissen: Kreativität in Form eines Kochbuches

Seit Jahren verbindet mich eine ausgesprochen gute und von gegenseitiger Wertschätzung geprägte Beziehung zu dem österreichischen Verein »neunerHAUS«.
Der Verein »neunerHAUS« ist eine Initiative, die ob-dachlosen Menschen in Wien nicht nur ein neues Zu-hause gibt, sondern auch Projekte zur Verbesserung der Lebensqualität der Betroffenen kreiert und realisiert. Diese Projekte sind u. a. das Team neunerHAUSARZT oder die Initiative neunerCOMPUTING und vieles mehr. **57**

Die österreichischen Kolleg*innen hatten diese Koch-buchidee und verwirklichten sie zuerst in ihrer Heimat, in Österreich. »Haubenküche zum Beisl-Preis« wurde zum Bestseller. Nun sollte die Idee nach Deutschland exportiert werden.

Was verbindet arme und reiche Menschen, was verbin-det alle Menschen? Es ist das Bedürfnis, den Hunger zu stillen. Jeder Mensch isst, und fast alle Menschen essen gern. Zudem ist die Nahrungsaufnahme etwas, was Men-schen, Familien, ethnische Gruppen zusammenbringt, es ist ein gemeinschaftliches Erlebnis. Man isst, man redet, man lacht gemeinsam. Und dies alles grenz-, kultur- und religionsübergreifend.

Die finanziellen Ressourcen für die Gestaltung der Essensaufnahme sind allerdings unterschiedlich, man kann, nein man muss es sagen, ungerecht verteilt. Wir kennen alle die Bilder von hungernden Menschen auf anderen Kontinenten, in Afrika, Asien, Südamerika, aber auch auf »unserem« Kontinent in Europa und hier besonders in Ost- und Südeuropa. Selbst in einem der reichsten Länder der Welt, in Deutschland, müssen Men-schen viel Kreativität und Energie aufbringen um sich ei-nigermaßen ausgewogen ernähren zu können. So sieht das Arbeitslosengeld 2 im Rahmen der Hartz-IV-Gesetz-gebung sowie das Sozialgeld im Kontext der Sozialge-setzgebung ein finanzielles Budget von ca. 8 Euro pro Tag für die Finanzierung des Essens zum Beispiel einer allein erziehenden Mutter mit ihrem zehnjährigen Kind vor. Für ein fünfjähriges Kind stehen pro Tag, also für Frühstück, Mittagessen und Abendbrot, nicht einmal 3 Euro zur Verfügung. Sich von diesem Betrag gesund

und genussvoll zu ernähren, ist nicht nur nicht einfach, es ist gar nicht möglich! Verschiedene ernährungsphysiologische Institute erklären immer wieder aufgrund ihrer wissenschaftlichen Expertisen, dass eine gesunde Ernährung von diesem Betrag nicht möglich sei.

Dieses Kochbuch möchte nicht neue oder alte Grenzen, Barrieren aufzeigen, es möchte nicht mit erhobenem Zeigefinger moralisieren. Nein, es möchte zwar sensibilisieren, aber gerade auch die gemeinsame Freude von armen und wohlhabenden Menschen am Essen unterstützen. Es geht um Verständnis, um Gemeinsamkeiten, ja vielleicht um Solidarität, um ein größeres Bewusstsein füreinander. Wir benötigen keine Ellenbogengesellschaft, wir brauchen eine Schulterschlussmentalität.

Dieses Buch soll die Freude am Essen fördern, aber auch die Erkenntnis, dass genussvolles Essen nicht immer sehr teuer sein muss und dass Kreativität und Fantasie bei geringeren finanziellen Ressourcen viele gelungene Rezepte ermöglichen kann.

Aus der JVA in die Wohnungslosigkeit

Herr S. wird nach 18-monatiger Haft aus der Justizvollzugsanstalt in Rohrbach auf die Straße entlassen. Der Mann ist uns seit Langem als chronisch kranker Patient bekannt, da er vor seiner Haftstrafe in einem Wohnungslosenheim in Mainz lebte. Während seiner Haftzeit wurde er mehrmals medizinisch behandelt, u. a. aufgrund eines chronischen Schmerzsyndroms. Während der Haftzeit erhielt er eine intensive Schmerztherapie, bestehend aus hochpotenten Analgetika, also Schmerzmitteln. Beim plötzlichen Ausbleiben dieser notwendigen Medikation, die eine kontinuierliche Weiterbehandlung erfordert, kann es sehr schnell zu einer lebensbedrohlichen Entzugssymptomatik kommen. Einige Tage vor seiner Entlassung wurde der Patient vom Gesundheitsdienst in der Haft nochmals zur weiteren medikamentösen Behandlung begutachtet. Am Tag der Entlassung, an einem Freitag, bekam der Patient für das direkt darauf folgende Wochenende, also für zwei Tage, seine notwendigen Schmerzmittel – ohne ein persönliches Gespräch mit dem Arzt geführt zu haben – neben anderen Unterlagen in einem Briefumschlag ausgehändigt.

Direkt nach diesem Wochenende ging Herr S. zum Jobcenter, um dort einen Antrag auf Arbeitslosengeld 2 zu stellen. Die Behörde war an diesem Tag wegen eines schon längere Zeit geplanten Umzugs geschlossen. Dies war Herrn S. in der Haft nicht mitgeteilt worden. Daraufhin musste er am darauffolgenden Tag wiederum zum neuen Standort des Jobcenters gehen. Dort erhielt er den Hinweis der Sachbearbeiterin, er müsse bezüglich des Krankenversicherungsschutzes zur Krankenkasse gehen und sich eine Bescheinigung aushändigen lassen, dass er dort Mitglied sei. Bei der Krankenkasse (AOK Rheinland-Pfalz) bekam er die Auskunft, dass er sich an die AOK in Mannheim wenden müsse, da er vor seiner Inhaftierung in der AOK Baden-Württemberg versichert gewesen sei. Nach Erklärung seiner Situation, dass er kein Geld habe, um nach Mannheim zu fahren, kümmerte sich die freundliche Sachbearbeiterin telefonisch um sein Anliegen. Dennoch sei er erst wieder versichert, wenn das Jobcenter seinen Antrag auf Leistungen bewilligt und die Beiträge bezahlt habe. Herr S. ging daraufhin wieder zum Jobcenter. Er fragte nach einem finanziellen Vorschuss, da er sich ohne finanzielle Mittel in einer Notlage befinde und weder Geld für Nahrungsmittel oder Kleidung habe. Seine Anfrage wurde abgelehnt, dies sei nicht üblich, und er bekomme eine Bestätigung, dass die Krankenkassenbeiträge erst nach einer Überprüfung seines Antrages überwiesen werden – dies könne sechs bis acht Wochen dauern. Außerdem werde das Geld von der Agentur für Arbeit überwiesen und eine Anordnung dieser Überweisung geschähe nicht bei Bedarf, sondern zu festgelegten Terminen.

Herr S. wird also direkt aus dem Knast in die Wohnungslosigkeit entlassen. Ihm werden keine Anlaufstellen im Hinblick auf eine vorübergehende Wohnmöglichkeit vermittelt. Die wichtige medizinische Weiterbehandlung wird ebenfalls nicht besprochen, sondern lediglich die notwendigen Medikamente für zwei Tage mitgegeben.

Bedauerlicherweise ist dieser Fall kein Einzelschicksal. Die Bürokratie, die Verweigerungshaltung der Behörden bringt den Patienten in eine lebensgefährliche Situation. Würde er nicht die Medikation von uns durch das Arztmobil erhalten, käme es zu einem Medikamentenentzug, der Patient hätte massive Schmerzen und eine stationäre Behandlung, wenn überhaupt möglich ohne einen Versicherungsnachweis, wäre notwendig. Des Weiteren vermittelt unsere Sozialarbeiterin den Patienten in eine Wohngruppe für Haftentlassene, die es vor Ort gibt.

Bei einem anderen Patienten, der aus dem Strafvollzug entlassen wird, liegt eine behandlungsbedürftige AIDS-

Erkrankung vor. Auch in diesem Fall wird der Patient ohne gültige Krankenversicherung entlassen. Er erhält keine Informationen darüber, was er sofort krankenversicherungsrechtlich tun muss. Auch er kommt in unser Arztmobil, da er dringend eine antivirale Therapie aufgrund seiner AIDS–Erkrankung benötigt. Ich vermittle den Patienten in die HIV-Sprechstunde der Universitätsklinik in Mainz.

Warum kann eine Krankenversichertenkarte nicht schon zum Ende des Haftaufenthaltes beantragt und bestellt werden? Warum müssen die Haftentlassenen erst all diese bürokratischen Hürden nach ihrer Haftzeit erledigen? Und selbst wenn sie alles korrekt und zügig beantragen, dauert es in der Regel sechs bis acht Wochen, bis sie die Versichertenkarte ausgestellt und zugesandt bekommen. Während dieser Zeit haben sie oft überhaupt keinen Versichertennachweis und werden von Ärzt*innen aufgrund dessen in der Regel nicht behandelt. Sollen die Strafentlassenen damit nochmals bestraft werden? Ich habe mit etlichen Justizministern verschiedener Bundesländer dieses Thema angesprochen. Es handelt sich ja lediglich um ein logistisches Problem des Strafvollzugs-Entlassungsmanagements. Schulterzucken und Statements, die mir recht geben, aber verändert wird nichts. Ich verstehe ein solches Verhalten, die Ignoranz den betroffenen Menschen gegenüber einfach nicht!

Nach dem Verbüßen einer Gefängnisstrafe wird man nach der Entlassung nochmals bestraft!

Gut zu wissen: Wohnungslose Frauen und Gewalterfahrung

Der Anteil der Frauen unter den wohnungslosen Menschen beträgt ungefähr ein Viertel. Meine langjährigen Erfahrungen haben immer wieder gezeigt, dass viele wohnungslose Frauen im Streben, einen gesicherten Schlafplatz zu erhalten, eine Beziehung zu einem entsprechenden Schlafplatzgeber eingehen. Dies führt sehr häufig zu einem Abhängigkeitsverhältnis, das leider nicht selten von sexueller Gewalt, Angst und damit verbundenem hohen seelischen und körperlichen Stress geprägt ist. Verschiedene wissenschaftliche Studien haben ergeben, dass ca. ein Fünftel der befragten Frauen angibt, sich für Unterkunft und Essen zu prostituieren. Zudem berichten ungefähr zwei Drittel der Befragten, dass sie sexualisierte Gewalt erfahren haben. Diese traumatischen Erlebnisse führen dann häufig zu psychiatrischen Erkrankungen, insbesondere zu Depressionen und Angststörungen sowie zur Chronifizierung anderer bestehender Krankheiten. Verschiedene Wissenschaftler sehen einen Grund für dieses Verhalten darin, dass durch das Aufrechterhalten einer Zweckpartnerschaft der Anschein einer Normalität, also quasi der erwartete gesellschaftliche Status des »Frauseins«, suggeriert würde. Ein weiterer Erklärungsansatz für diesen frauenspezifischen »Lösungsweg« dürfte in dem schwerpunktmäßig auf wohnungslose Männer ausgerichteten sozialen Hilfesystem zu finden sein. Diese Form der sogenannten »latenten« Wohnungslosigkeit verhindert zudem die wahre Einschätzung und Beurteilung des Problems der Obdachlosigkeit bei Frauen. Erst wenn wieder »latente« zu »manifester« und damit sichtbarer Wohnungslosigkeit geworden ist, werden Tragweite und Ausmaß von Wohnungslosigkeit bei Frauen augenscheinlich. Viele der wohnungslosen Frauen, die mir während meines Engagements im Obdachlosenmilieu begegnet sind, klagten über physische oder psychische Beschwerden. Besonders häufig erzählten mir die Frauen von traumatischen Gewalterlebnissen. Die wenigen wissenschaftlichen Erhebungen zu diesem Aspekt deuten darauf hin, dass jede zweite der wohnungslosen Frauen ausgeraubt, ein Drittel körperlich angegriffen, zwei Drittel sexuell missbraucht sowie ein Drittel vergewaltigt wurden.

Deshalb ist ein wichtiger Aspekt bei all den Aktivitäten für wohnungslose Frauen, dass sie einen besonderen und konkret räumlichen Schutzbereich benötigen. Diesbezüglich bestehen in Deutschland noch gravierende Versorgungsdefizite, die trotz des Wissens um diese prekäre Lebenssituation der betroffenen Frauen nicht nachhaltig und intensiv genug behoben werden.

Die Nacht, in der sich alles veränderte

Wir finden Heidrun häufig am Bahnhof, in der Tiefgarage oder in einem Zelt in verschiedenen Grünanlagen der Stadt. Sie ist oft ungepflegt, trägt verdreckte Kleidung und wirkt betrunken. Sie konsumiert viel Alkohol, zu viel, und nimmt zusätzlich verschiedene euphorisierende Tabletten ein. Wenn ein Patient, eine Patientin von verschiedenen Drogen abhängig ist, nennen wir Mediziner dies eine Polytoxikomanie. Heidrun ist seit Jahren polytoxikoman. Ich kenne sie seit mehr als zehn Jahren. Nach vielen Entzugstherapien, die dem Körper und der Seele scheinbar nur vorübergehend etwas Regeneration und Erholung verschafften, und Kurzaufenthalten in Wohnunterkünften für wohnungslose Frauen wählt sie doch immer wieder den Weg zurück auf die Straße.

Ich kann mich noch sehr gut daran erinnern, wie sich Heidrun einer unserer Sozialarbeiterinnen und mir plötzlich und unerwartet öffnete. Wir saßen bei einem Kaffee und einem Stück Sachertorte, die liebt Heidrun. Sie begann stockend und etwas hilflos erscheinend mit den Worten: »Ich wollte nicht als wohnungslose Frau leben, ich wollte nicht diese Tabletten und den Alkohol, ich wollte eine Familie und Kinder. Aber ich kann bis heute nicht vergessen, was mir als junges Mädchen passiert ist.«

Heidrun lebte mit ihrer Mutter und ihrem Stiefvater gemeinsam in einer Wohnung in Stuttgart. Sie ging normal zur Schule, die Mutter war zuhause, der Stiefvater arbeitete in einer renommierten Firma und verdiente genügend Geld für die gesamte Familie. Heidrun beschrieb die damalige Zeit als harmonisch und schön. Bis zu ihrem 14. Geburtstag. Freundinnen und Freunde waren da, es war eine schöne Geburtstagsfeier. Als alle Freunde die Wohnung verlassen hatten und ihre Mutter zu einem Elternabend in die Schule musste, sie war Lehrerin, passierte es. Heidrun lag schon im Bett, als sie im Halbschlaf bemerkte, wie sich die Schlafzimmertür öffnete und ihr Stiefvater sich zu ihr ins Bett legte. Er ließ dabei das Licht aus, er dachte wohl, dass Heidrun ihn im Dunkeln nicht bemerken würde. Heidrun erschrak und sagte zu ihrem Stiefvater: »Hey, was machst du da, ich möchte schlafen.« Er antwortete nicht, schlug sie unvermittelt mit seinen großen behaarten Händen und schrie: »Sei ruhig, und stell dich nicht so an!« Danach wäre alles ganz schnell gegangen. Er hätte ihr den Schlafanzug vom Leib gerissen, sie an ihren Brüsten und im Genitalbereich berührt, und schließlich hätte er Heidrun vergewaltigt.

Sie sagt dies mit Tränen in den Augen und einer stockenden Stimme. Sie macht eine Pause, wir schweigen gemeinsam. Wir sind geschockt. Heidrun erzählt weiter, dass sie an dem darauffolgenden Morgen ein blaues Auge und etliche Hämatome am Körper entdeckte. Sie fühlte sich wie in Trance, konnte das Geschehene nicht verstehen, war aber zugleich wütend. Weinend sei sie zu ihrer leiblichen Mutter gegangen und habe ihr all das, was in dieser Nacht passiert war, erzählt. Ihre Mutter glaubte ihr nicht und sagte vorwurfsvoll: » Erzähl nicht so einen Unsinn, nur weil du meinen Mann nicht akzeptierst, erfindest du solche Geschichten. Das ist krank, du bist krank!«

Heidrun lief noch an diesem Morgen weg. Sie ging nicht in die Schule, sondern lief und lief und lief. Sie wollte einfach nur weit weg. Nach nur einem Tag hatte die Polizei Heidrun in der Nähe des Bahnhofs gefunden. Sie erzählte aus Angst vor der eigenen Mutter und dem Stiefvater nichts von dem, was die Nacht davor geschehen war. Die Polizei brachte Heidrun zurück zu ihrer Familie, die nicht mehr ihre Familie war.

Die nächsten Jahre waren für Heidrun ein unvorstellbares Martyrium. Ihr Stiefvater vergewaltigte sie immer wieder, immer dann, wenn die Mutter nicht zuhause war. Immer wieder versuchte sie wegzulaufen, und immer

wieder wurde sie von der Polizei gefunden und zurückge-
bracht. Das Jugendamt wurde zwar informiert, aber wenn
die Mutter Lehrerin ist und der Stiefvater eine gehobene
Anstellung in einer renommierten Firma hat, glaubt man
dem Kind nicht.

Endlich kam der 18. Geburtstag Heidruns. Sie setzte
sich noch an ihrem Geburtstag in ein Flugzeug am Stutt-
garter Flughafen, sie hatte sich in den letzten Jahren das
Geld für dieses Flugticket mühsam und diszipliniert an-
gespart und flog nach Berlin.

Sie sagte zum Abschied zu ihrer Mutter: »Du brauchst
mich nicht zu suchen. Ich bin jetzt 18 Jahre alt und kann
selbst entscheiden, wo ich leben möchte. Und ich möchte
nie mehr bei euch leben!«

In Berlin angekommen, lebte Heidrun erst einmal auf
der Straße mit vielen Fragen im Kopf. Wie komme ich
an Geld, wo bekomme ich etwas zu essen, Kleidung, wo
kann ich mich duschen usw.? Durch die traumatisierenden zigfachen Vergewaltigungen durch ihren Stiefvater,
einem Menschen, der ihr doch lange Zeit zur Seite gestanden hatte, der nach außen immer wieder vermittelte,
wie fürsorglich er ihr gegenüber sei, war Sexualität etwas
Schmutziges, etwas Ekelhaftes. Aber Heidrun wusste, dass
Männer für Sex bezahlten. Also prostituierte sie sich. Sie
kappte die Verbindung zwischen dem Teil ihres Körpers,
der der Befriedigung der sexuellen Gelüste von Männern
diente, von ihrer Seele, ihrem Bewusstsein ab. Dieser Teil
ihres Körpers diente nicht mehr der Verschmelzung von
Mann und Frau in Liebe und gegenseitigem Respekt und
sinnlicher Wertschätzung. Dieser Teil diente dazu, den
Männern Geld abzunehmen, um selbst überleben zu können. Es muss Unvorstellbares in einer kindlichen Seele,

in einer jugendlichen Seele ablaufen, wenn etwas Derartiges zur Überlebensstrategie wird. Die Männer zahlten Heidrun je nach »sexueller Leistung« 10, 20, manchmal sogar 50 Euro. Heidrun konnte durch diese »Einnahmen« mehr oder weniger gut überleben. Doch Berlin war ein gefährliches Pflaster, immer wieder wurde von Überfällen auf wohnungslose Frauen berichtet. Es begann schließlich eine Odyssee für Heidrun. Sie trampte nach Hamburg, danach nach Köln und weiter nach Frankfurt. All diese Städte waren Großstädte, und dies bedeutete immer Gefahr, besonders dann, wenn man als »freie« Prostituierte arbeitete. Heidrun wollte aber nicht zum Sozialamt, um sich dort Geld zu holen, sie wollte keine »Stütze«, wie sie formuliert, sie wollte unabhängig sein, also weiter ihren »Job« machen, Sex verkaufen.

Schließlich erfuhr sie von einem obdachlosen Mann in Frankfurt, dass Mainz eine kleine schöne, gemütliche und ruhige Stadt sei. So machte sich Heidrun auf den Weg nach Mainz und lebt hier seit über zehn Jahren. In Mainz wäre es allerdings schwierig mit ihrem »Job« – nachts wären im Vergleich zu den Großstädten nur wenige Männer unterwegs gewesen –, um »Laufkundschaft« zu gewinnen, und die Obdachlosen hätten sie nicht bezahlen können. Also ging Heidrun mit dem Preis für ihre besondere Dienstleistung herunter und verkaufte sich teilweise für 5 Euro oder einfach nur für etwas zu essen oder zu trinken. So konnten auch andere Obdachlose, mit denen sie unterwegs war, sie bezahlen. Sie wurde in der Szene immer bekannter und konnte von ihrer Prostitution leben.

Sie schildert dies scheinbar emotionslos, nur ihre Augen und das nervöse Wippen beider Knie deuten auf ihre innere Anspannung und Zerrissenheit hin, wenn sie diese, ihre Lebensgeschichte so authentisch wiedergibt. Sie berichtet weiter, dass sie dieses Leben weit über zehn Jahre lang so führte.

Wir schweigen alle gemeinsam. Wir müssen mit dem Arztmobil unsere Tour durch die Stadt weiterführen. Unsere Sozialarbeiterin nimmt Karin in den Arm, beide haben Tränen in den Augen. Ich schaue ihr mitfühlend, aber auch irgendwie hilflos in die Augen. Der Alltag muss für uns alle irgendwie weitergehen. Was können wir für und mit Heidrun tun?

Die Gesundheit von Psyche und Körper Heidruns litt massiv unter dieser Vergangenheit, das bestätigt jeder erneute Besuch bei mir im Arztmobil. Schließlich nimmt Heidrun die Hilfe unserer Sozialarbeiterin an. Sie zeigt ihr die Möglichkeiten und Voraussetzungen, um Sozialhilfe zu beantragen, und unterstützt sie bei der Suche nach einem »normalen Job«. Für Heidrun war diese Form der Hilfe und auch der Qualifizierung ihres Jobs als quasi »unnormal« nicht nachvollziehbar. Heidrun antwortete immer wieder: »Ich habe doch einen normalen Job, ich verkaufe meinen Körper, das ist doch auch normal, oder?!«

In dieser Zeit der Anbahnung an ein neues Leben ohne Drogen und ohne käuflichen Sex entschloss sich Heidrun dann auch zu einer Alkoholentzugstherapie. Inklusive verschiedener Rückschläge dauerte es zwei Jahre, bis auch diese Abhängigkeit von diesen die Seele betäubenden Mitteln überwunden war.

Heidrun schildert uns später sehr nachdrücklich und differenziert, was während dieses Prozesses der Wiedergewinnung des eigenen Ichs in ihr vorging. Heidrun resümiert: »Das, was mein Stiefvater damals getan hatte, hatte mein Leben nicht nur verändert, es hatte mich psychisch zerstört. Ich liebte mich und mein Leben nicht mehr. Ich dachte, ich bin ein Nichts.« Die zahlreichen Gespräche während ihrer psychotherapeutischen Begleitung haben Heidrun darin bestärkt, sich nie mehr wieder zu prostituieren.

Heidrun wohnt mittlerweile in einer Einrichtung, die als »betreutes Wohnen« charakterisiert wird. Ihre Betreuerin hilft ihr bei finanziellen und bürokratischen Angelegenheiten. Sie hat eine Arbeit als Reinigungskraft gefunden und möchte den Realschulabschluss berufsbegleitend nachholen. Ab und zu muss sie, wie sie uns vermittelt, auch einmal wieder auf der Straße, im Freien übernachten. Ihre in dieser langen Zeit entstandenen sozialen Beziehungen, ihre Kontakte zu anderen Menschen, sind eben immer noch die zu den Männern und Frauen, die weiterhin in der wohnungslosen Szene leben.

Immer wieder stellte ich in all den Jahren fest: Eine Wohnung reicht eben auch nicht. Es sind die sozialen Kontakte, die dann neu entstehen, gesucht und gelebt werden müssen, um sich nachhaltig vom Leben auf der Straße zu verabschieden.

Heidrun ist unterwegs dorthin, ein langer und beschwerlicher Weg, mit vielen belastenden, traurigen und verletzenden Erinnerungen im Gepäck. Sie wünscht sich, einen Mann zu finden, der sie wertschätzt und liebt und dem sie auch vertrauen kann. Gerade dies ist ein großer intensiver Wunsch und zugleich eine der höchsten Hürden, die Heidrun zu überspringen versucht. Sie ist optimistisch, dass ihr dies irgendwann gelingen wird. Und wir unterstützen sie dabei, soweit dies möglich ist ...

Exkurs: Prostitution und Menschenhandel

Die meisten Frauen prostituieren sich, weil sie von Armut betroffen sind!

Armutsprostitution nimmt auf der ganzen Welt und besonders auch in Deutschland zu. Dieses Phänomen wird in unserer Gesellschaft und weltweit tabuisiert. In Deutschland ist es speziell Prostitution von Bürgern, die aufgrund ihrer finanziellen Situation in eine Notlage geraten sind, u. a. auch durch zu niedrige soziale Transferleistungen bedingt. So finanzieren von Einkommensarmut betroffene Menschen ihr Studium oder auch eine Miete und sonstige finanzielle Forderungen, die für ein Leben der Partizipation und der Würde in Deutschland wichtig sind. Viele meiner täglichen Erfahrungen deuten darauf hin. In meinem persönlichen Arbeitskontext, als Arzt und Sozialarbeiter, innerhalb der Versorgungsstrukturen unseres Vereins Armut und Gesundheit bestätigen dies zahlreiche wohnungslose Frauen und Männer.

Zudem ist Prostitution in Deutschland sehr oft im Kontext von Menschenhandel, von Ausbeutung, der Verletzung von Menschenrechten und der Ausübung von physischer und psychischer Gewalt zu sehen.

Sexarbeiterinnen in Deutschland kommen hauptsächlich aus dem Ausland. Gerade aus Osteuropa werden Frauen unter falschen Versprechen nach Deutschland gelockt, um sie dann in die Prostitution zu zwingen. Besonders häufig kommen die Frauen aus Rumänien (25 %), aus Bulgarien (17 %) und aus Ungarn (11 %). 92 % der Prostituierten haben in ihrer Kindheit Gewalt erfahren. Dabei wurden 43 % der Mädchen sexuell missbraucht

71

und 52 % körperlich misshandelt, dies ergab eine Studie des Bundesfamilienministeriums. Dies erklärt auch, dass 70 % der Prostituierten eine Posttraumatische Belastungsstörung (PTBS) aufgrund dieser Gewalterfahrungen entwickelt haben. Somit ist die PTBS bei Sexarbeiterinnen doppelt so hoch wie bei Soldaten aus Kriegsregionen. Weitere häufig feststellbare Erkrankungen sind Suchtkrankheiten (Alkoholkrankheit und illegale Drogenabhängigkeit) sowie Geschlechtskrankheiten (Hepatitis B, Hepatitis C, AIDS, Syphilis, Gonorrhoe; STD = Sexually transmitted disease).

Nach einer Studie vom Minister of Supply and Services in Kanada, die im renommierten American Journal of Epidemiology veröffentlicht wurde, ist die Sterblichkeitsrate bei Sexarbeiterinnen 40 Mal höher als in der Normalbevölkerung. Die Ursachen sind häufig Mord, Unfall, die Folgen einer Alkoholkrankheit sowie von illegalem Drogenmissbrauch. Das Mordrisiko ist 18 Mal höher als in der Normalbevölkerung.

Das Nordische Modell

Das Nordische Modell verbietet Prostitution und legt dabei den Fokus auf die nachfragende Seite und kriminalisiert die Sexkäufer. Dieses Modell wurde erfolgreich in folgenden Ländern umgesetzt: Schweden, Island, Norwegen, Kanada, Nordirland, Frankreich und Irland. Die Ergebnisse sind dabei sehr interessant. So haben, wie viele vermuteten, Sexualdelikte und sexuelle Gewalt in diesen Ländern nicht zugenommen. Das Männerbild von der Frau als Objekt der männlichen Sexualität wurde positiv, im Sinne eines individualisierten respektvollen Umgangs gegenüber der Frau verändert. Dies konnte besonders schon bei männlichen Kindern und Jugendlichen festgestellt werden.

Vom Krankenhaus auf die Straße entlassen

Swetlana ist Polin. Ich kenne sie seit über zehn Jahren. Sie ist eine traurige Frau und redet nicht viel über sich, ihre Vergangenheit und ihren Versuch, in Deutschland eine neue Perspektive für ihr Leben zu finden. Sie kommt immer wieder zu unserem Arztmobil, still, zurückhaltend und häufig mit schon fortgeschrittenen Erkrankungen. Sie ist eine Frau, die viel Kummer ertragen kann, denn sie muss in ihrem Leben schon viel Leiderfahrungen gesammelt haben. Sie hat sich ein schönes liebevolles Lächeln erhalten und auch einen sehr subtilen Humor. Aber sie wirkt verletzt, gebrochen und oft resigniert. Es ist sehr schwer – und dies nicht nur aufgrund der sprachlichen Probleme –, einen kommunikativen Zugang zu ihr zu finden. Sie lebt zeitweise mit einem ebenfalls aus Polen stammenden Mann zusammen. Die Beziehung scheint sehr ambivalent zu sein, wie so viele Beziehungen von wohnungslosen Frauen zu Männern. Es erscheint uns so, als ob er sich sehr um Swetlana kümmert, er wirkt fürsorglich und besorgt. Er drängt Swetlana immer wieder, zu uns zu kommen, wenn es ihr nicht gut geht. Aber dann erscheint Swetlana mit einem blauen Auge und weiteren Blutergüssen bei uns. Die Nachfrage, woher diese Verletzungen stammen, wird eindeutig benannt. Es war Juri, ihr angeblicher Freund.

Ich problematisiere dieses Verhalten ihres Freundes und mache deutlich, dass dies nicht zu akzeptieren sei, gerade auch nicht von ihr. Sie zögert und versucht, ihn zu schützen. Er wäre ja betrunken gewesen und hätte es wohl nicht so gemeint. Leider ein Verhaltensphänomen, dem ich immer wieder begegne. Die Opfer, meist die Frauen, schützen den Täter, meist Männer. Das macht mich wütend, wütend, dass Männer einer Frau dies antun, und hilflos zugleich, dass Frauen in sich scheinbar so gefangen sind, sich nicht situationsentsprechend zu wehren. Ist dies eine der Folgen einer immer noch frauenspezifischen Sozialisation, die Leid und die eigenen Interessen zurücknehmen und noch Verständnis für den Verursacher dieses Leides empfinden und verbalisieren lässt? Diese eigene Hilflosigkeit ist sehr frustrierend!

Es ist kurz vor Weihnachten. Swetlana wird aus einer Klinik am 22.12. in die Wohnungslosigkeit entlassen! Ich finde sie in einem Zelt mit ihrem Freund Juri. Sie benötigt dringend Medikamente, es geht ihr gesundheitlich nicht wirklich gut, und ich habe absolut kein Verständnis für dieses Krankenhaus, eine wohnungslose Frau kurz vor den Feiertagen der Nächstenliebe in die Kälte, in die Wohnungslosigkeit zu entlassen. Ich vermittle ihr, dass sie jetzt unbedingt in einer warmen Unterkunft sein muss. Ihr Gesundheitszustand, ihre körperliche Situation, lässt ein Leben auf der Straße in einem Zelt bei Schnee und Minustemperaturen nicht zu. Unsere beiden Sozialarbeiterinnen Nele und Ela versuchen, eine Unterkunft zu finden. Das Frauenhaus nimmt wohnungslose Frauen nicht auf. Die Einrichtung für wohnungslose Frauen hat keinen Platz. Eine Wohnung zwei Tage vor Heiligabend zu finden, ist aussichtslos. Da gibt es noch die Wohncontainersiedlung, fünf Container mit jeweils vier Schlafplätzen. Dort wäre ein Platz frei, aber nur in einem Container, in dem auch Männer übernachten. Swetlana möchte auf keinen Fall in einen Container, in dem auch Männer leben. Ich kann das sehr gut verstehen. Swetlana bleibt im Zelt. Am 23.12. besuche ich sie dort. Ich werde begleitet von Uli, einer Fernsehjournalistin, die einen Bericht über Menschen am Rande der Gesellschaft für eine Sendung am 24.12. dreht.

Swetlana spricht mit Uli, und es entstehen sehr einfühlsame, nachdenkliche und traurige Bilder, die sehr gut die brutale, wenig nächstenliebende, kalte Realität in diesem reichen Land spiegeln. Und ich finde es gut, dass dies gerade am Heiligen Abend, in unserer so christlichen Abendkultur, gezeigt wird.

Es sind die letzten Bilder von Swetlana. Vier Tage später stirbt sie im Zelt. Juri berichtet mir mit Tränen in den Augen, er wäre morgens aufgewacht, und sie hätte sich nicht mehr bewegt. Der sofort informierte Notarzt hätte nur noch den Tod feststellen können. Wir sind alle geschockt und traurig. Haben wir alles richtig gemacht? Hätten wir Swetlana auch gegen ihren Willen in ein Krankenhaus einweisen müssen? Aber sie wusste genau, so habe ich dies jedenfalls empfunden, was sie tat, wofür sie sich entschied. Und diese, ihre Entscheidung beinhaltete dann auch, eventuell zu sterben. Immer wieder habe ich bei wohnungslosen Menschen das Gefühl, dass Wohnungslosigkeit auch so etwas wie einen chronischen Selbstmord darstellt.

Ein Jahr nach Swetlanas Tod fordern wir vehement die Aufstellung eines Frauen-Wohncontainers. Ich empfinde Scham und auch Schuld, dass wir dies nicht schon früher getan haben. Wir wissen um die hohe Misshandlungs- und Missbrauchsrate von wohnungslosen Frauen. Dennoch haben wir es versäumt, schon früher diesen Wohncontainer nur für Frauen zu fordern. Interessanterweise halten weder die Stadt noch andere, gerade auch christliche Hilfsorganisationen es für erforderlich, eine solche zusätzliche Unterbringungsmöglichkeit für Frauen zu schaffen. Es ist ein regelrechter Kampf mit der Stadt und anderen Hilfsorganisationen, dieses Bewusstsein zu schaffen und das Aufstellen des Containers zu realisieren. Nach mehreren Wochen stimmt die Stadt erst zu. Es wird ein neuer zusätzlicher Wohncontainer für Frauen aufgestellt.

So hat der Tod von Swetlana zumindest zu einer Verbesserung der Versorgungssituation anderer wohnungsloser Frauen geführt. Kein wirklicher Trost. Wir sollten uns immer wieder unseren Fehlern stellen und diese versuchen wiedergutzumachen. Wir werden Swetlana nicht vergessen ...

Lena findet keinen Halt!

Lena kommt aus Lettland. Sie spricht noch sehr wenig Deutsch, dafür aber Polnisch. Das wiederum sprechen wir in unserem Arztmobilteam nicht. Lena ist unser Sorgenkind. Die Kommunikation ist sehr schwierig bis unmöglich. Jedenfalls haben wir oft den Eindruck, dass Lena uns nicht wirklich versteht, obwohl sie nickend unsere

Fragen scheinbar beantwortet. Sie lebt ständig auf der Straße trotz Außentemperaturen unter null, da die kalte Jahreszeit schon längst begonnen hat. Sie sucht sich immer wieder wohnungslose Männer, mit denen sie eine symbiotische Beziehung eingeht. Ob Sexualität hierbei eine Rolle spielt, ist sehr schwierig zu beurteilen. Wenn man sich den Gesundheitszustand der männlichen »Partner«, der Beschützer auf der Straße, anschaut, eher nicht. Wir versuchen alles, um Lena in eine Frauenunterkunft zu vermitteln. Und da wird es schon kompliziert. Es gibt nur eine Unterkunft für wohnungslose Frauen mit wenigen Übernachtungsplätzen. Derzeit sind diese Plätze wieder einmal alle belegt.

Die Situation für Lena wird immer prekärer. Die Temperaturen fallen immer weiter unter den Gefrierpunkt. Wir verteilen Isomatten und Schlafsäcke. Dann hören wir von anderen Obdachlosen, dass Lenas »Partner«, Sebastian, verstorben sei. Ich erfahre von der Kripo, dass ein Passant ihn leblos in der Nähe des Bahnhofs in einem Seitenfußgängertunnel vorgefunden und sofort den Rettungsdienst informiert habe. Der Notarzt hätte dann nur noch den Tod feststellen können. Lena ist geschockt und verstört. Wir versuchen, sie, soweit dies überhaupt möglich ist, emotional etwas aufzufangen. Auf der von uns organisierten und voller Respekt und Wertschätzung gestalteten Gedenkfeier für Sebastian, den ich über 15 Jahre kannte, lässt Lena ihren Gefühlen freien Lauf, sie weint bitterlich.

Schnell findet Lena wieder einen männlichen Schutzpatron. Robert ist Pole und lebt auch schon über zehn Jahre auf der Straße in Deutschland. Er ist ein liebenswerter Mann, der aber immer wieder dem Alkohol, im wahrsten Sinne des Wortes, verfällt. Nach vier Wochen wird auch Robert notfallmäßig ins Krankenhaus eingeliefert. Er hat an beiden Füßen im Zehenbereich Erfrierungen dritten Grades. Beide Vorderfüße müssen amputiert werden.

Immer wieder suchen wir einen Übernachtungsplatz für Lena. Die Stadt ist nach langen beharrlichen Diskussionen unserer Argumentation gefolgt und hat – wie oben geschildert – einen separaten Frauen-Wohncontainer mit vier Schlafplätzen aufgestellt. Wir bringen Lena zu diesem Container, sie hat jetzt endlich einen trockenen und warmen Schlafplatz, und sie ist dadurch vor sexuellen Übergriffen besser geschützt. Wir sind erleichtert.

Am darauffolgenden Tag sitzt Lena wieder mit Decke und Schlafsack auf der Straße. Im Container ist sie nur eine Nacht geblieben. Wir versuchen zu verstehen, warum sie wieder zurück auf die Straße gegangen ist. Ihre Erklärungen sind nur rudimentär nachvollziehbar. Es scheint schlicht und einfach am Geld zu liegen. Wenn sie zu dieser Jahreszeit nachts im Freien sitzt und schläft, ist die Spendenbereitschaft der Menschen scheinbar deutlich höher. Dies scheint der entscheidende Beweggrund zu sein, warum sie ihren sicheren, trockenen und warmen Schlafplatz wieder aufgegeben hat. Auf diesen Grund angesprochen, lächelt sie etwas verlegen, ohne etwas zu sagen. Wir sind frustriert und enttäuscht. Aber genau jetzt ist es wichtig und ein Zeichen von Professionalität in unserer Arbeit, sich nicht frustriert zurückzuziehen, nicht vorwurfsvoll zu argumentieren, wenn sie nicht unsere Lösungen für eine sichere Unterkunft annehmen möchte. Resümierend sich abzuwenden, mit dem Argument: »Dann ist sie eben selbst schuld!« Nein, Frustration gehört quasi zum Geschäft. Wir suchen Lena weiterhin regelmäßig mit dem Arztmobil auf und versuchen es immer wieder, diese Frau zu motivieren, nicht im Freien bei Minustemperaturen zu übernachten, akzeptieren dabei aber ihre Entscheidung. Noch bin ich davon überzeugt, dass sie weiß, was sie da entscheidet, dass ihr die mögliche gefährliche Tragweite dieser Entscheidung auch bewusst ist. Dies ist für unser gesamtes Team, nicht nur für mich, sehr schwierig, ein solches Verhalten zu akzeptieren und Lena weiterhin zu begleiten. Auch ich gebe dann meinem resignativen Unmut ab und zu freien Lauf. Manchmal vielleicht auch zu viel freien Lauf. Ich fühle mich gelähmt, in eine Ambivalenz des Professionell-handeln-Müssens eingesperrt. Was ist jetzt richtig, was ist professionell, was ist menschlich wichtig? Wo hört Selbstbestimmung auf, und wo fängt die nicht reflektierte Eigengefährdung an?

Mittlerweile sitzt der dritte »Beschützerpartner« neben Lena am Bahnhof. Aber auch er muss nach einer Woche notfallmäßig ins Krankenhaus eingewiesen werden.

Lena scheint widerstandsfähiger zu sein als all diese Männer. Sie ist eine starke Frau, mit einem starken Willen, aber irgendetwas muss in ihrer Vergangenheit geschehen sein. Dass es da tiefe Wunden zu geben scheint, ist immer wieder spürbar. Welche Wunden dies sind, dass möchte sie uns bis heute nicht vermitteln.

Exkurs: Wohnungslosigkeit in New York City

New York City! Ich befinde mich im Nabel der modernen Industrienationen. Im Rahmen der Ausfertigung meiner

Dissertation zum Thema »Wohnungslosigkeit und Gesundheit« habe ich von der evangelischen Begabtenstiftung Villigst im Jahre 1991 einen Auslandsaufenthalt in New York City finanziert bekommen. Ich möchte in der wohl wichtigsten und berühmtesten Stadt der Erde die medizinische Versorgung von wohnungslosen Menschen erkunden. Dr. Brickner, ein bekannter Arzt zu diesem Thema in den USA, hat mich eingeladen. Als ich ihn treffe und mit den Worten vorgestellt werde, dass ich Sozialarbeiter und Arzt sei, meint er: Fine, very good! Do you want a job? Ich antworte: »Maybe, in the future.«

Bill, einer der Ärzte des New York City Homeless-Programs, erklärt mir, dass es in New York genug Kleider und Essen für »homeless people« gebe, und zwar kostenlos. Die Stadt sei so reich, dass die Kleiderlager in den caritativen Einrichtungen überlaufen würden. Die City-Restaurants bringen die Speisen, die nicht gegessen werden und sonst verderben würden, in Sammelstellen für arme Menschen. New York habe ungefähr 70.000 wohnungslose Menschen. Das Hauptproblem sei die Unterkunft. Normalerweise koste ein Zimmer 475 Dollar im Monat. Das könnten sich aber die meisten Menschen nicht leisten, deshalb bietet das Homeless-Program subventionierte Zimmer für 200 Dollar an. Viele wohnungslose Menschen würden einen Teilzeitjob haben, das Geld würde dennoch nicht reichen. Ungefähr 50 % der wohnungslosen Menschen in New York hätten eine schwarze Hautfarbe, 30 % wären weiß und 20 % wären »hispanic people«, Einwohner mit hispano-amerikanischer oder spanischer Herkunft. In den USA in der Regel Menschen, die aus Mittelamerika gekommen sind, um Arbeit zu finden. Aus den anderen US-Bundesstaaten würden viele wohnungslose Menschen mit einem One-way-Ticket ins reiche New York abgeschoben. Lediglich Los Angeles hätte mehr »homeless people« als New York.

In keiner anderen Metropole liegen und leben Armut und Reichtum so dicht nebeneinander.

Ich schlendere durch das Wolkenkratzer-Inferno New Yorks. Beton, Beton, Beton und ein paar spärlich grün belassene Parks, in denen die Spielplätze immer eingezäunt sind. Dann stehe ich vor den Twin Towers, dem World Trade Centre. Unvorstellbar, dass dieses Gebäude zehn Jahre später durch einen terroristischen Anschlag vollkommen zerstört und über 3000 Menschen dabei sterben werden. Ich fahre in den 107. Stock auf die Observer-Plattform. Es ist ein strahlend blauer Himmel, und mir offenbart sich eine fantastische Aussicht auf New York, den Hudson River, New Jersey, die Freiheitsstatue ... Der Blick auf Manhattan ist atemberaubend, ich sehe zwar kaum Natur, aber dieses von Menschenhand gebaute Häusermeer ist faszinierend. Danach spaziere ich auf der Hudson-River-Promenade entlang zum Broadway. Ich lege dabei einen Zwischenstopp im World Financial Centre mit Wintergarten ein, in dem Palmen in einem Marmor-Ambiente wachsen, alles peinlich sauber ist und man förmlich das Geld riechen kann. Es ist schön? Ja, was? So ganz weiß ich dies auch nicht!

Dann besuche ich den Trump Tower, wer hätte im Jahre 1991 gedacht, dass der Milliardär Trump einmal Präsident der Vereinigten Staaten von Amerika wird! Ich schreibe am 28.4.1991 in mein Tagebuch: »Wahnsinn! Die Innenhallen sind ausgestattet mit künstlichen Wasserfällen, Pflanzen, Spiegeln, rotem und rotbraunem Marmor. Welch eine Verschwendung von finanziellen Ressourcen!« Ich komme schließlich bei meinem New-Yorker-Rundgang zum Rockefeller Center. Vor dem Gebäude ist eine Kunsteisbahn. Bei 25° Celsius laufen die Menschen im Freien auf dieser Eisbahn. Die Kirchen erscheinen in Manhattan im Vergleich zu den Hochhäusern winzig klein. Während in Europa Kirchen oft weit sichtbar sind, versinken sie in New York zwischen Hochhäusern, Bürogebäuden, Kaufhallen und Prestigearchitektur des Kapitals, des Reichtums. Es beeindruckt und stößt zugleich ab. Dann fühle ich mich in der Lunge New York Citys doch wohler, im Central Park. Eine grüne Oase und Leben pur. Überall Jogger, Radfahrer, Spaziergänger, berittene Polizei, Künstler, Maler, Jongleure, Straßenmusiker, vereinzelt auch obdachlose Menschen. Schließlich erreiche ich die Strawberry-Fields und besuche die Gedenkstätte für den Musiker John Lennon. Seine Frau Yoko Ono hat dort einen kleinen Bereich in Erinnerung an ihren berühmten Mann gestaltet, in Anlehnung an sein Lied Strawberry Fields Forever. Dieser Ort ist in der Nähe des Dakota Buildings, in dem Lennon und Ono lebten und vor dem John Lennon am 8.12.1980 einem Attentat zum Opfer fiel und erschossen wurde.

Im Gegensatz zu dieser verschwenderischen größenwahnsinnigen Architektur mit oft lichtdurchfluteten Räumen finden die von mir besuchten ärztlich-medizinischen Behandlungssprechstunden in Räumen ohne Fenster bei Neonlicht statt.

Ich wohne am Washington-Square. Als ich in mein Hotelzimmer gehe und eine wohnungslose Frau am Rande des Washington-Parks sehe, fällt mir eine Geschichte ein, die mir ein Kollege erzählte, der lange in

New York lebte. Dort sah er jeden Morgen eine wohnungslose Frau sitzen, die auch im Sommer mit mehreren Jacken und Mänteln bekleidet war. Er überwand schließlich seine Kontaktängste, ging auf die Frau zu und fragte sie: »Warum haben Sie denn so viele Jacken und Mäntel an, es ist doch so warm?« Ihre Antwort verblüffte ihn: »Bis jemand bei diesen vielen Jacken und Mänteln mich mit bestimmten Absichten ausgezogen hat, verliert er die Lust an mir.« Kleidung als Schutz vor sexuellen Übergriffen. Wieder wird ein Verhalten, das für sich nur als abnorm erscheint, selbst im Sommer Mäntel und Jacken übereinander zu tragen, nachvollziehbar und verständlich. Gerade auch dann, wenn man weiß, dass jede zweite Frau, die wohnungslos ist, vergewaltigt oder sexuell missbraucht wird.

Eine immer wieder wichtige Erkenntnis ist die, dass wohnungslose Frauen in verstärktem Maße Gewalttätigkeiten ausgesetzt sind und daher einen besonderen, auch konkret räumlichen Schutzbereich benötigen.

Dr. Brickner sagte mir damals in New York: »Any discussion of the health concerns of homeless women must address the need for permanent housing alternative.«

Im Jahr 2018 sollen es 60.000 Menschen sein, die bei 8,5 Millionen New Yorker Bürgern auf der Straße leben. Die USA unterliegen oft Klischees, die bei genauerer Betrachtung ins Staunen bringen. Das Budget der Stadt New York im Jahre 2018 für die Obdachlosenhilfe beträgt 2 Milliarden US-Dollar. Rechnet man dies um, sind es ungefähr 30.000 Dollar pro Wohnungslosem, mehr als viele Bewohner New Yorks verdienen. Die nächste Überraschung ist das »Right to Shelter«-Gesetz, das es in New York gibt. Es formuliert einen Anspruch der Menschen in New York auf eine Unterkunft. Die Stadt ist also verpflichtet, dafür zu sorgen, dass wohnungslose Menschen, egal welcher Nationalität, untergebracht werden. Dies ist zugegebenermaßen ein sehr seltenes Gesetz in den USA. Lediglich Washington D.C. und im Staat Massachusetts gibt es ähnliche Bestimmungen.

Es wurden in den letzten Jahren viele neue Obdachlosenheime eröffnet, besser und lebensfreundlicher eingerichtet.

Als ich im Jahre 1991 in New York war, besuchte ich ein Shelter gegenüber dem UNO-Gebäude, in dem 2.000 wohnungslose Menschen untergebracht waren. Unglaublich eng, laut, aggressiv, schmutzig! Jetzt gibt es sogar eine zuständige Behörde für das Phänomen Wohnungslosigkeit in New York: »Department of Homeless Services« (DHS). Das Department ist bemüht, die Situation der betroffenen Menschen zu verbessern. Aber scheinbar gibt es auch viel Korruption, und es verschwinden Gelder. Betreiber privater Obdachlosenheime spielen hierbei eine sehr fragwürdige Rolle. Im Jahre 2018 hätte man immerhin für 10.000 Familien finanzierbare Wohnungen zur Verfügung stellen können. Zumindest geht man in New York das Problem Obdachlosigkeit aktiv an, dies ist in vielen deutschen Städten nicht der Fall!

Silvia und ihre Kinder

Silvia sieht oft etwas ausgeflippt und bunt aus. Sie schläft im Freien in einer zeltartigen Behausung in einer Hecke am Rande eines Lagerhauses der Post. Die relativ große Hecke ist von außen kaum einsehbar. Silvia konsumiert

Alkohol und verschiedene Tabletten. Eventuell ist dies auch der Grund für ihre extremen Gefühlsschwankungen, so ist sie an einem Tag sehr euphorisch, am nächsten sehr traurig. Vielleicht liegt es aber einfach an ihrem vergangenen und jetzigen Leben. Ich möchte nicht zu schnell in den ärztlichen Automatismus verfallen, sofort Menschen in Diagnoseschubladen zu packen. Ertappe mich aber bei diesem Denken immer wieder: Borderline-Störung, Zeichen für eine manisch-depressive Erkrankung, drogeninduzierte Psychose ...

Sie war als junge Frau an Brustkrebs erkrankt und musste eine sehr belastende Chemotherapie nach der operativen Entfernung der rechten Brust über sich ergehen lassen. Sie hatte zu diesem Zeitpunkt schon drei Kinder. Eine Tochter und Zwillingssöhne. Was dann irgendwann geschah, das zu dem jetzigen Leben auf der Straße führte, weiß ich bis heute nicht. Silvia redet nicht gerne über die Vergangenheit und auch nicht gerne über ihre Kinder.

Eines Tages bekomme ich eine Anfrage über meinen öffentlichen Facebook-Account von einem 16-jährigen Mädchen, einer 16-jährigen jungen Frau. Sie habe in einem Fernsehbeitrag über das Arztmobil in Mainz und meine Arbeit ihre Mutter wiedererkannt. Ob ich wisse, wo sie leben würde und wie es ihr ginge? Ich weiß sofort, dass die angesprochene Frau Silvia sein muss. Ich antworte dem Teenager, dass es ihrer Mutter gut ginge, wenn man dies überhaupt bei einem Leben auf der Straße sagen könne. Sofort antwortet mir Claudia, so heißt die Tochter von Silvia. Sie bedankt sich sehr für meine Rückmeldung und scheint erleichtert, aber zugleich verunsichert! Ich frage nach, ob sie sich denn einmal mit ihrer Mutter treffen möchte. Claudia vermittelt mir, das sie davor Angst hätte, sich noch zu jung für diese Begegnung fühle und lieber noch abwarten würde. Aber ich solle ihrer Mutter unbedingt liebe Grüße ausrichten und ihr sagen, dass ihre Tochter Claudia oft an sie denken würde.

Bei meiner nächsten Arztmobiltour berichte ich Silvia von dem Facebook-Kontakt mit ihrer Tochter und dass ich ihr herzliche Grüße von Claudia ausrichten soll. Silvia ist plötzlich ganz ruhig, sie weint und dreht ihren Kopf zur Seite, um ihre Betroffenheit, ihr Berührtsein zu verstecken. Schließlich umarmt sie mich mit den Worten: »Oh ja, Doc, richte bitte meiner Tochter aus, dass ich auch oft an sie denke und sie vermisse.« Dann setzen wir uns gemeinsam auf einen Baumstumpf neben ihrer zeltähnlichen Behausung. Silvia berichtet mir von den Geburten ihrer Tochter und der beiden Jungs, die fünf Jahre nach Claudias Geburt als Zwillinge auf die Welt kamen. Sie wäre sowohl bei Claudia als auch bei Emil und Thorsten, ihren Jungs, viel zu jung und absolut überfordert gewesen. Die beiden unterschiedlichen Väter hätten sich weder um die Kinder noch um sie gekümmert. Sie hatte damals, und das war ihr sehr, sehr schwer gefallen, die Kinder zu Pflegefamilien abgegeben, da sie große Angst vor so viel Verantwortung hatte. Sie hätte zum Wohle der Kinder dann entschieden, sie in bessere Hände zu übergeben.

Ich spüre, wie schwer es Silvia fällt, darüber zu reden. Wie sehr diese Entscheidung immer noch präsent ist und in ihr arbeitet. Sind diese Schuldgefühle ihren Kindern gegenüber eventuell ein Grund für ihr jetziges Leben? Es ist Spekulation, aber es ist so deutlich spürbar, dass diese Entscheidung Silvia immer noch intensiv beschäftigt.

Kurze Zeit später nimmt auch der 11-jährige Sohn Thorsten mit mir über Facebook Kontakt auf. Auch er vermittelt mir, wie oft er an seine leibliche Mutter denken würde und dass ich ihr ganz liebe Grüße ausrichten möge. Silvia ist wieder sehr bewegt und traurig. Sie erzählt mir von der Unterschiedlichkeit der beiden Zwillinge. Thorsten sei der lebhafte, aktive, während Emil mehr zurückhaltend und schüchtern wäre.

Mich beschäftigt auch die Frage, ob Silvia ihre Kinder, als sie an Brustkrebs erkrankt war, über ihre Krankheit informiert hat. Es ist so wichtig, Kinder bei solch belastenden Themen ehrlich und authentisch einzubeziehen. Vor ca. 15 Jahren habe ich mit meiner Kollegin Anita Zimmermann, mit der ich auch den Text von Phil Collins »Another day in paradise« ins Deutsche übersetzt habe, den Verein Flüsterpost gegründet. Flüsterpost ist ein Verein mit mehreren Mitarbeiterinnen, der von Anita geleitet wird, zur Unterstützung von Kindern an Krebs erkrankter Eltern. Allzu oft werden Kinder von solch scheinbar negativen Informationen ferngehalten. Man glaubt, Kinder mit dieser Form der Ausgrenzung zu schützen, aber das Gegenteil ist der Fall. Kinder fühlen sich ausgeschlossen, nicht ernst genommen, oft auch nicht geliebt. Denn sie spüren, wenn mit der Mutter oder dem Vater etwas nicht stimmt, und denken dann häufig in ihrem natürlich vorhandenen kindlichen Narzissmus, dass sie daran schuld sind. Information, auch negative, belastende Informationen, senken immer das Risiko der Entwicklung von Ängsten. Wir sollten unsere Kinder aus diesen Gründen und generell aus Wertschätzung und Respekt ihnen gegenüber immer einbeziehen, mit ihnen auch schwierige

Themen kindgerecht, aber empathisch und authentisch kommunizieren.

Silvia war irgendwann weg. Ich habe sie nicht wieder getroffen. Vielleicht hat sie einen Weg zurück zu ihren Kindern, zu Claudia, Thorsten und Emil gefunden ...

....

Gut zu wissen: Psychische Erkrankungen als Stigma

Psychische Andersartigkeit und Krankheiten, skurrile
Persönlichkeitsstrukturen führen oft an den Rand unserer Gesellschaft. Warum? Weil dies immer noch allzu
oft stigmatisierend beurteilt und tabuisiert wird. Zudem
herrschen große Lücken im ambulanten, aufsuchenden
psychiatrischen Versorgungsbereich. Zu schnell wird
Verhalten als nicht angepasst oder als Rebellion und
provokativ interpretiert, gerade auch von Behörden, und
dies führt zu Repression und weitergehender Ausgrenzung, häufig dann auch zu materieller Armut. Ein junger
wohnungsloser Mann, freundlich und humorvoll – wir
Mediziner würden sagen, er hatte eine paranoide schi-
zophrene Persönlichkeitsstruktur –, sagte einmal zu
mir: »Ich wollte Prinz werden, und nicht schizophren.«
Wir schauten uns an und mussten beide herzhaft lachen!

Der Waldmensch

Ein Freund, mein ehemaliger Sportvereinskollege Guido
Kretschmer (der im Übrigen Zweiter bei den Olympischen
Spielen in Los Angeles im Zehnkampf war), erzählte mir
bei einem unserer Treffen, dass er bei seinen Waldläufen
immer wieder einen Mann in einer Hütte sehe. Dieser
scheine dort zu leben. Da Guido weiß, dass ich mich um
wohnungslose Menschen kümmere, bat er mich, doch mal

nach dieser Person zu schauen. Am darauffolgenden Tag
fuhren wir mit dem Arztmobil zu der beschriebenen Stelle
im Wald. Und tatsächlich, in einer kleinen offenen Hütte
saß ein Mann. Vor ihm ein Strohlager. Auf einer Bank lagen einige Äpfel und Paprikaschoten sowie Toastbrot, da-
neben standen ein paar Flaschen Wasser. Ich sprach den
Mann an, ob wir etwas für ihn tun könnten, wir seien vom
Mainzer Modell der medizinischen Hilfe für wohnungslose Menschen. Ich stellte mich und die mich begleitende
Ordensschwester vor. Keine Reaktion! Der Mann sprach
nicht und nahm auch keinen Blickkontakt mit mir auf.
Unruhig lief er auf und ab, sagte kein Wort. Ich versuchte
es noch einmal. Wieder keine Reaktion. Er war etwa 50
Jahre alt, wirkte etwas verwahrlost, hatte sich aus Stroh
einen Schlafplatz in der Hütte hergerichtet. Was sollten
wir tun? Der Mann hatte offensichtlich ein psychisches
Problem. Er war jedoch ausreichend mit Lebensmitteln
versorgt, hatte eine Schlafstelle, die Außentemperaturen
waren erträglich. Zwangseinweisung in die Psychiatrie?
Warum? Wem schadet dieser Mensch? Sich selbst? Derzeit
wohl kaum! Anderen? Es bestand kein Hinweis hierauf.
Also entschied ich zu gehen und den schweigsamen Menschen dort zu belassen. Wir verabschiedeten uns und er-
klärten, wir würden wieder nach ihm schauen. Zwei Tage
später besuchten wir den Schweigsamen erneut. Abermals
stellen wir uns vor, fragten nach, ob wir etwas für ihn
tun könnten. Ich versuchte es auf Englisch, eine Kollegin
auf Französisch, keine Antwort. Am darauffolgenden Tag
habe ich ihn nach vorheriger Kontaktaufnahme mit der
psychiatrischen Institutsambulanz mit einer mir bekannten Psychiatrie-Fachkrankenschwester erneut besucht.
90   Status idem. Keine Antwort, kein Blickkontakt, unruhiges

fünf Meter in die eine Richtung und wieder fünf Meter in die andere Richtung Gehen. Wir berieten uns und kamen zu dem Schluss, dass wohl eine Persönlichkeitsstörung vorliege, aber eine sofortige Intervention, im Sinne einer Hospitalisierung, nicht dringend notwendig sei.

Meine Kollegen und Kolleginnen und ich besuchten den Patienten in den nächsten vier Wochen regelmäßig in seiner Waldhütte, boten ihm immer wieder unsere Hilfe an, versuchten es auf Polnisch und Russisch, brachten regelmäßig etwas zu essen und zu trinken mit, aber erhielten nie eine verbale Reaktion. Es war offensichtlich, dass dieser Mensch Hilfe benötigte. Aber was ist Hilfe, was ist die richtige Hilfe? Wieder einmal kam ich als Arzt, als Sozialarbeiter an meine Grenzen und wurde mit dem omnipotenten Anspruch des »Helfen-Müssens« konfrontiert. Ich entschied mich für Kontinuität, für Beharrlichkeit, für Respekt und Empathie, die sich durch Anteilnahme und Mitleidenschaft ausdrückt. Ich folgte meinem Gefühl, meiner Intuition und weniger meinem Verstand. Ich war unsicher, aber im Gleichklang mit meinem beruflichen Wertesystem.

Es wurde jetzt von Tag zu Tag kälter. Die Sorge wuchs, wie es »unserem« Waldmenschen bei sinkenden Temperaturen ergehen würde. Ich brachte ihm schließlich einen Schlafsack mit und legte ihn mit den Worten auf seinen Schlafplatz: »Ich habe Ihnen einen Schlafsack mitgebracht, damit Sie in der Nacht nicht so frieren.« – »Ich brauche keinen Schlafsack, Doc!« Irritiert, verwundert, fassungslos und berührt starrte ich ihn an. Im ersten Moment kam ich mir vor wie Jack Nicholson in dem Film »Einer flog übers Kuckucksnest«. Wochenlang keine Äußerung, keine Resonanz, kein Blickkontakt und jetzt plötzlich diese Antwort. Ich erwiderte, immer noch perplex: »Sie können ja sprechen!« – »Ja, das mache ich manchmal, wenn ich meine Ruhe haben möchte!«, war die prompte Antwort. Wir waren beide, das konnte ich spüren, irgendwie erleichtert, uns nahe, als ob wir uns schon seit Monaten kannten. Wir kannten uns ja auch, aber wie? Wir hatten nicht verbal miteinander kommuniziert, aber dennoch war eine Vertrautheit zwischen uns entstanden, die auf gegenseitigem Respekt und Empathie beruhte. Wir saßen schließlich beide auf der Bank am Fuße seines Strohbettes und redeten über eine Stunde miteinander. Er erzählte und erzählte und erzählte. Es sprudelte förmlich aus ihm heraus. Seine Lebensgeschichte: Verlust der Arbeit, Trennung, Scheidung, Verlust des Zuhauses. Die Wege und das Leiden, seit man ihn als psychisch krank bezeichnet hatte, Krankenhausaufenthalte, Bevormundungen, Entmündigungen und viele weitere frustrierende Lebenserfahrungen. Festnahmen durch die Polizei, die dann sein Schweigen mit Schlägen quittierten, so erzählte er es. Er habe das Schweigen für sich als Verhaltensform entwickelt, um unangenehmen Fragen und Gesprächen aus dem Weg zu gehen. Er wollte einfach manchmal nicht mit anderen sprechen, viele würden sowieso nicht ehrlich sagen, was sie fühlten, und deshalb verweigerte er sich. Ich dachte in diesem Moment: Ja, das würde ich manchmal auch gerne tun ...

Wir besuchten ihn noch einige Wochen und konnten ihn schließlich davon überzeugen, mit einer Teestube und einer Fachberatungsstelle Kontakt aufzunehmen, und er nutzte dieses Angebot tatsächlich immer häufiger. Schließlich war er weg. Weitergezogen? Wohin? Warum? Es bleiben viele Fragen. Und zudem die Erkenntnis, dass unsere Ausdauer, unsere Beharrlichkeit, aber auch unser Respekt die Basis für die Öffnung und Zuwendung dieses Menschen gewesen waren. Repressive Maßnahmen hätten mit Sicherheit die Verschlossenheit dieses Menschen manifestiert. Eine psychische Erkrankung darf nicht zu einer ausgrenzenden Einbahnstraße werden. Es ist wichtig und elementar, den Menschen hinter seiner psychischen Erkrankung wahrzunehmen. Wie sagte einmal ein englischer Psychiater: »See the person and the illness, not only the illness!«

Gut zu wissen: Sucht hat immer eine Geschichte

Sind Süchte, speziell stoffliche Süchte, die Folge von Armut oder deren Ursache? Beides trifft wohl zu. Meine Erfahrung zeigt mir, dass Suchterkrankungen immer eine Geschichte haben. Und dass diese Geschichten um Verluste kreisen. Verlust von geliebten Menschen, von Aufgaben, von Selbstachtung. Aber dass auch Erfahrungen von Gewalt, bei Frauen häufig sexueller Gewalt, in die Suchtspirale führen. Das so fremde Suchtverhalten nimmt dann verschiedene Funktionen und Rollen wahr, als Form der Kompensation von Misserfolg oder Frustration, als Flucht vor negativen Erfahrungen, Erinnerungen und Demütigungen und führt letztendlich immer tiefer in den Sumpf eines zunehmend zerstörten Selbstwertgefühles. Dies mündet dann leider oft in einen körperlichen und psychischen Zerfall. Suchterkrankte erfahren häufig Ablehnung und weitere Demütigungen, obwohl sie so sehr Annahme und Fürsorge bräuchten. Sucht ist eine Krankheit, das sollten wir nie vergessen.

»Für die Prinzessin!«

Sie war seit vielen Jahren wohnungslos, als ich sie kennenlernte. Karin ist 38 Jahre alt. Vor acht Jahren, kurz nach ihrem 30. Geburtstag, bekam sie aus heiterem Himmel ohne jegliche Warnsymptome einen akuten Schlaganfall. Es war eine sogenannte Aneurysma-Hirnblutung. Aneurysmen sind Blutgefäßerweiterungen, die bei größeren körperlichen Anstrengungen platzen können, dadurch kommt es zu einer Hirnblutung und in Folge dessen zu einem Schlaganfall. Seitdem leidet sie unter einer linksseitigen Hemiparese, das heißt, ihr linker Arm und das linke Bein sind gelähmt. Sie arbeitete damals als Näherin in einem kleinen Unternehmen, infolge des Schlaganfalls konnte sie in ihrem erlernten Beruf nicht mehr weiterarbeiten. Sie verlor ihren Job und war und ist bis heute arbeitslos, worunter Karin sehr leidet. Auch ihre Beziehung ging auseinander. Ihr damaliger Freund hatte sich nach der Erkrankung von ihr getrennt, wodurch sie auch ihre Wohnung verlor. Sie fühlte sich einsam und verraten. Wie bei so vielen Menschen in einer solchen Lebenskrise wurde der Alkohol ihr zum Trostspender und eine Fluchtmöglichkeit, die Realität zu verdrängen. Doch die Risiken des Alkoholkonsums, seine krankhaften Begleiter, ließen nicht lange auf sich warten. Karin bekam in immer kürzeren Zeitabständen epileptische Krampfanfälle. Sowohl der Alkohol als auch die Folgen des Schlaganfalls waren die Gründe hierfür.

Karin lernte auf der Straße einen Weggefährten kennen, die beiden verliebten sich ineinander und zogen als Paar durch Deutschland. Karin meint dazu, es sei eine harte, aber mit ihrem Freund auch sehr schöne Zeit gewesen. Als sich ihr Leben etwas normalisierte, jedenfalls im Hinblick auf eine partnerschaftliche zwischenmenschliche Beziehung, ereilte Karin der nächste Schicksalsschlag. Ihr Freund, sie nennt ihn immer noch liebevoll Bubi, und sie übernachteten selbst bei Minustemperaturen in einem kleinen Zelt im Freien. Unter Brücken, in Parkanlagen, in kleinen Wäldchen, am Rheinufer und manchmal auch in Tiefgaragen. An einem sehr kühlen Januartag wachte Karin im gemeinsam benutzten Zelt auf und spürte sofort, dass mit Bubi etwas nicht stimmt. Er war starr und fühlte sich kalt an, beschreibt Karin es immer wieder. Bubi war tot, er war in dieser letzten gemeinsamen Nacht erfroren. Er hatte wohl sehr viel Alkohol zuvor getrunken und diese Lebensgefahr einfach nicht bemerkt.

Jetzt lebte Karin allein auf der Straße. Regelmäßig suchten wir sie mit dem Arztmobil auf, um zu schauen, wie es ihr ging, gaben ihr die wichtigen Medikamente gegen die Krampfanfälle und motivierten sie zu einer regelmäßigen Einnahme. Wir starteten auch immer wieder einen Versuch, sie in eine Frauenunterkunft zu vermitteln, sie zum Einzug in eine kleine Wohnung zu bewegen. Unsere Sozialarbeiterin führte zahlreiche Gespräche und entwickelte mit der Zeit ein enges Vertrauensverhältnis zu ihr.

Eines Tages wurden wir von besorgten wohnungslosen Männern informiert, dass Karin wohl sexuell belästigt worden sei. Sie hätten sie völlig apathisch mit Kratzspuren am Oberkörper, der halb entblößt gewesen sei, vorgefunden. Die Männer waren erbost, verärgert und besorgt. Sie hatten die Polizei und den Krankenwagen bestellt. Ob wir herausfinden könnten, in welches Krankenhaus Karin gebracht worden sei? Wir fanden es heraus und besuchten sie. Sie konnte sich an nichts erinnern, oder wollte sie sich an nichts mehr erinnern? Die behandelnden Ärzte konnten lediglich eine Hypothermie, eine Unterkühlung, feststellen, die eine Ursache für die Apathie sein konnte, allerdings nicht der Verletzungen, die als menschliche Kratz- und Beißspuren interpretiert werden mussten. Wieder ein weiteres Trauma für diese vom Schicksal so hart getroffene Frau.

Nach vielen Motivationsversuchen war sie endlich dazu bereit, in eine Einrichtung für wohnungslose Frauen einzuziehen und nicht mehr auf der Straße zu übernachten. Ein wichtiger Grund für diesen Sinneswandel, ein Leben mit einem Dach über dem Kopf zu wählen, war die Überzeugungsarbeit unserer Sozialarbeiterin. Eine Überzeugungsarbeit, die die Autonomie der Entscheidung von Karin nie in Frage gestellt hatte, die von Respekt und Wertschätzung gekennzeichnet war. Etwas spielte hierbei aber ebenfalls eine bedeutsame Rolle, ohne dass wir dies vermutet hätten. Für Karin war die Aufrechterhaltung der Möglichkeit, weiterhin, auch mit einer Wohnung, zur Teestube für Wohnungslose gehen zu dürfen, etwas ganz Entscheidendes. Denn dort hatte sie mittlerweile viele soziale Beziehungen, Freundschaften aufbauen können. Zudem waren es die Menschen, die so besorgt um sie waren, die sie nach dem sexuellen Missbrauch aufgefangen und Hilfe organisiert hatten. Eine Wohnung alleine hätte ihr eben auch nichts geholfen. Es sind die zwischenmenschlichen Beziehungen, die wir alle zum Atmen benötigen.

Karin S. stabilisiert sich, trinkt weniger Alkohol, nimmt regelmäßig die Medikamente gegen ihr Krampfleiden ein, wodurch sie kaum noch epileptische Anfälle bekommt.

Sie ist sogar bereit, an unserem Musik-Video-Clip mitzuwirken. Dort stellt sie sich für ein Interview und

Filmaufnahmen zur Verfügung. Als wir mit Karin uns gemeinsam die Endfassung der Filmaufnahmen anschauen, kommt es zu einer besonders bewegenden Situation. Während sie zu sehen ist, wird ein Text eingeblendet, dass wohnungslose Menschen deutlich früher sterben. Als sie dies liest, sagt sie betroffen: »Das trifft ja dann auch auf mich zu! Oh, nein!« Obwohl wir immer wieder die Gefährlichkeit des Lebens auf der Straße mit ihr thematisiert hatten, hat diese Szene mit ihr im Bild und diesem Text eine andere Wirkung auf sie. Wir spüren nach diesem Moment, dass sich etwas bei Karin verändert hat. Ihr Wunsch, wieder ein normaleres Leben zu führen, war tief verinnerlicht.

Eines Tages treffen wir sie mit einer Papierkrone im Haar. Sie trägt diese Krone, überreicht von den Männern der Teestube, voller Stolz und berichtet uns, dass ihr kürzlich eine Frau die Eingangstür zu einem Kaufzentrum aufgehalten hätte mit den Worten: »Für die Prinzessin!« Kleine Gesten mit großer Wirkung für Menschen, die den Glauben an sich selbst verloren haben.

Exkurs: Unser Phil-Collins-Musik-Video-Clip

Wir kreierten besagten Musik-Video-Clip, der als pädagogisch-didaktisches Informationsmaterial und »Einstiegshilfe« zum Themenkomplex Armut bzw. Wohnungslosigkeit und Gesundheit in Deutschland, insbesondere für Schulklassen, konzipiert wurde.

Die Diskussion zum Thema Armut, Reichtum, soziale Gerechtigkeit nimmt in Deutschland einen immer wichtigeren Stellenwert ein. Bildhaft gesprochen sind wohnungslose Menschen die Spitze des Armutseisberges in Deutschland. Jedes Kind und jeder Jugendliche kennt solche Mitbürger. Hier wird Armut transparent und sichtbar. Zugleich fokussieren sich Vorurteile diesen Menschen gegenüber, die in Diffamierungen und Bezeichnungen wie Sozialschmarotzer, Asoziale münden und zu gewalttätigen Übergriffen, gerade durch Jugendliche und junge Erwachsene, oft mit einem rechtsradikalen Hintergrund, führen.

In dem Erklärungstext zu diesem Musik-Clip heißt es:
»Der Musik-Video-Clip möchte die Lebenswelt dieser Menschen am Beispiel eines aufsuchenden medizinischen Betreuungskonzeptes insbesondere älteren Kindern, Jugendlichen und jungen Erwachsenen, aber natürlich auch generell Menschen in unserer Gesellschaft näherbringen. Hierbei ist die Entstehungsgeschichte des Musik-Videos besonders interessant und eröffnet hierdurch einen zielgruppen- (Kinder, Jugendliche) und lebensweltorientierten Zugang. Das Mainzer Modell der medizinischen Versorgung wohnungsloser Menschen wurde vor 25 Jahren gestartet. Wichtigster Bestandteil ist das sogenannte Arztmobil, ein ›fahrbares Sprechzimmer‹. Das erste Arztmobil des Mainzer Modells wurde durch eine Spende von dem Pop-Musiker Phil Collins finanziert. Basis hierfür war der Verkauf des Liedes von Phil Collins: ›Another day in paradise‹. In diesem Song geht es um die Lebenswelt einer obdachlosen Frau. Die Sozialpädagogin und Sängerin Anita Zimmermann und der Arzt Gerhard Trabert haben zu diesem Song einen deutschen Text geschrieben. Beide arbeiten

bzw. arbeiteten zugleich in diesem medizinischen Versorgungsprojekt.

Wie unsere Erfahrungen bisher zeigten, ist der Film sehr gut zum Einstieg in eine Armutsdiskussion geeignet. Kinder und Jugendliche werden durch diese Form der Visualisierung des Themas angeregt, Fragen zu stellen, aber auch konkret zu überlegen, was sind die Ursachen hierfür und wie kann man, jeder Einzelne, etwas konkret praktisch für diese Menschen tun.

Nachtrag

In diesem Video ist auch Manfred zu sehen. Manfred kannte ich zum Zeitpunkt der Dreharbeiten dieses Films am längsten. Kurz nach Fertigstellung des Musik-Videos starb er. Ihm ist in ganz besonderer Weise unser Film gewidmet. Er selbst konnte sich diesen Film leider nicht mehr anschauen. Manfred wurde überfallen, getreten und misshandelt und verstarb an einer inneren Blutung während der Notoperation.

Im Abspann des Filmes ist deshalb zu lesen:

»In Erinnerung an Manfred R., den wir mehr als 10 Jahre betreut haben. Er starb kurze Zeit nach Fertigstellung dieses Films im Alter von 43 Jahren an den Folgen eines gewalttätigen Übergriffs. Die Täter blieben unerkannt.«

Exkurs: Sozialrassismus

Zunehmend ist der Begriff »Sozialrassismus«, der in der heutigen Zeit immer wieder auftaucht (Michael Klundt), und das, was mit ihm zum Ausdruck gebracht werden soll, von gesamtgesellschaftlicher Bedeutung. Immer häufiger fordern sich selbst als Leistungsträger der Gesellschaft bezeichnende Menschen, eine Art Oberrasse, die angeblich hohe Steuern zahlen und sich als Elite des Landes verstehen, das Recht auf Privilegien ein. Da sie die Finanzierung des Sozialstaates und damit die Sozialleistungen für die Vertreter der Niedrigleister, eine Art Unterrasse, erst ermöglichen würden, müssten ihnen auch größere Rechte zugesprochen werden. Zum Beispiel die Mitbestimmung bei der Verteilung von finanziellen Ressourcen des Staates, der eingenommenen Steuern, betreffend. Dieses Verhalten ist der Beginn eines praktizierten Sozialrassismus, der zwangsläufig in einen generellen Rassismus münden wird.

Exkurs: Polizeilicher Übergriff auf eine soziale Einrichtung

Mehr als 100 Polizeibeamte haben vor einigen Jahren bei einer Großrazzia das Drogenhilfezentrum Café Balance in Mainz und zwei Wohnungen durchsucht. Hintergrund ist ein Ermittlungsverfahren der Staatsanwaltschaft wegen des gewerbsmäßigen Handels mit Rauschgift, teilten Polizei und Staatsanwaltschaft damals auf Anfrage mit. Im Verdacht standen insbesondere die Mitarbeiter des Cafés Balance, die den Drogenhandel toleriert haben sollen und denen deshalb Mitverantwortung vorgeworfen wurde. Nach einer fünfstündigen Durchsuchung des Café Balance, sowie Leibesvisitationen aller dort tätigen Sozialarbeiter*innen wurde nichts Belastendes gefunden, trotz Einsatzes mehrerer Spürhunde.

Ein Polizeieinsatz mit mehr als 100 Einsatzkräften in diesem äußerst sensiblen sozialen Arbeitsfeld zeugt von Geringschätzung der Sozialarbeit in diesem Kontext und zerstört das Vertrauen zwischen Drogenabhängigen und den dort tätigen Mitarbeitern. Es ist ein Angriff auf die Sozialarbeit. Ein solcher Polizeieinsatz schafft Tatsachen, die nachhaltig Sozialarbeit erschwert, ja zerstört und einer Integration sowie Inklusion drogenabhängiger wohnungsloser Menschen verhindert.

Ich verurteilte damals persönlich und als Vertreter des Vereins Armut und Gesundheit in Deutschland auf das Schärfste diesen völlig überzogenen, Menschen traumatisierenden und die Sozialarbeit kriminalisierenden Polizeieinsatz. Ich arbeitete seit mehr als einem Jahrzehnt mit der Drogenberatungsstelle zusammen. Ich war oft mit dem Arztmobil vor Ort und hatte vorübergehend auch eine medizinische Sprechstunde in dieser Beratungsstelle. Die Kooperation gestaltete sich kompetent und engagiert, geprägt von Wertschätzung den Menschen am Rande unserer Gesellschaft gegenüber. Ich erklärte mich zu 100 % solidarisch mit den durch Staatsanwaltschaft und Polizei diskriminierend behandelten Kolleginnen und Kollegen. Dieser Polizeieinsatz zeugte von Inkompetenz und einer die Menschenwürde verachtenden Einstellung. Ich stellte öffentlich die Frage, ob jetzt auch ich mit unseren medizinischen Sprechstunden, in denen auch drogenabhängige Menschen behandelt werden, mit solchen polizeilichen Übergriffen rechnen müsse. Was soll solch ein Einsatz? Abschreckung, Kriminalisierung von drogenabhängigen Menschen, Kriminalisierung von engagierten Sozialarbeiterinnen und Sozialarbeitern, Demonstration von Macht und Willkür?

Ich forderte abschließend dazu auf: »Leisten wir verbalen Widerstand gegen diesen Akt der Willkür, der an Aktionen in totalitären Staaten erinnert.«

Ich arbeite seit über zehn Jahren als Professor an der Hochschule RheinMain im Fachbereich Sozialwesen. Dort unterrichte ich in den Fächern Sozialmedizin und Sozialpsychiatrie. Einige meiner Studentinnen absolvierten zu diesem Zeitpunkt ein Praktikum in dieser Beratungsstelle. Sie berichteten mir, völlig aufgelöst und irritiert, wie dieser Polizeieinsatz durchgeführt worden war. Die Polizisten, in voller Kampfmontur, wären in diese niedrigschwellige Drogenberatung hineingestürzt, hätten alle Menschen aufgefordert, sich mit erhobenen Händen und gespreizten Beinen an die Wand zu stellen. Äußerungen der Betroffenen, Sozialarbeiter wie drogenabhängige Besucher des Cafés, waren strikt verboten. Dann wurden Leibesvisitationen durchgeführt. Eine meiner Studentinnen berichtete, dass sie dabei von einem männlichen Polizisten gerade im Genitalbereich und Brustbereich sehr intensiv abgetastet wurde. Man spürte die tiefe emotionale Betroffenheit dieses jungen Menschen am Beginn seines beruflichen Engagements als zukünftige Sozialarbeiterin.

In einer Erklärung verurteilten solidarisch die Professorinnen und Professoren der Hochschule RheinMain, Fachbereich Sozialwesen, den völlig unverhältnismäßigen und die Sozialarbeit kriminalisierenden Polizeieinsatz in der Drogenberatungsstelle. Die Hochschule stellte weiterhin fest, dass der Fachbereich Sozialwesen seit mehr als zehn Jahren mit dieser niedrigschwelligen Drogenberatungsstelle als anerkannte Praktikantenausbildungsstätte außerordentlich erfolgreich zusammenarbeiten würde. Die Pressestelle der Hochschule schrieb damals: «Diese Kooperation gestaltete sich zu jedem Zeitpunkt als fachlich kompetent und engagiert, geprägt von Wertschätzung den Menschen am Rande unserer Gesellschaft gegenüber. Die Rückmeldungen durch die Hochschul-Praktikant*innen und die Praktikumsbetreuung gaben niemals Anlass zu Kritik. Unter anderem auch deshalb, weil die konsequent umgesetzten Regeln bezüglich des nicht Akzeptierens von Drogenkonsum und Drogenbeschaffung in den Räumlichkeiten der Beratungsstelle eingefordert und konkret umgesetzt werden.» Die Einhaltung dieser Bestimmungen hätten die Student*innen bei all ihren Praktikumsberichten auch bestätigt. Die Hochschule RheinMain erklärte sich solidarisch mit den durch Staatsanwaltschaft und Polizei angeklagten Kolleginnen und Kollegen. Zudem forderte sie all die Menschen, die im Kontext der sozialen Arbeit mit drogenabhängigen Patienten engagiert sind, und alle Mitbürgerinnen und Mitbürger, die solche repressiven und diskriminierenden Maßnahmen ablehnen würden, dazu auf, Solidaritätsbekundungen, Meinungsäußerungen und Stellungnahmen zu veröffentlichen.

Die Ermittlungen, die über ein ganzes Jahr andauerten und in denen die involvierten Sozialarbeiter in den Innendienst versetzt wurden, ergaben keinerlei Hinweise auf eine Berechtigung der erhobenen Vorwürfe. Der Skandal war aber noch nicht zu Ende, da die Staatsanwaltschaft trotz des Einräumen-Müssens, dass keine Beweise für die Rechtfertigung ihres aggressiven Vorgehens ermittelt werden konnten, die Sozialarbeiter trotzdem für schuldig erklärte.

Haltung ist gefragt!   **103**

5 »ALS SOLDAT TÖTEN ZU MÜSSEN, VERGISST DU NIE!«

Gut zu wissen: Ehemalige Soldaten und Wohnungslosigkeit

Vor 15 bis 20 Jahren hatte ich immer wieder ehemalige Fremdenlegionäre in meiner medizinischen Sprechstunde. Jetzt sind es zunehmend ehemalige Bundeswehrsoldaten, die in Somalia, Ruanda, Kosovo, Afghanistan oder Mali stationiert waren. Immer wieder sind es ehemalige Soldaten, die nach einem Militäreinsatz die Rückkehr in ein »normales Leben« in ihrer Heimat nicht mehr realisieren können. Das Erlebte hat tiefe Spuren hinterlassen. Oft leiden die Männer an einer Posttraumatischen Belastungsstörung. Sie verdrängen dies, denn sie glauben in dieser ihrer Männerwelt sei es ein Zeichen von Schwäche, sich selbst und anderen eine persönliche seelische Not einzugestehen. Gerade in den USA ist dies seit Langem bekannt. Nach dem Vietnamkrieg strandeten etliche GIs auf den Straßen ihrer Heimat. Sie verstanden die Menschen, die zuhause lebten, nicht mehr, und die Menschen verstanden die ehemaligen Soldaten nach ihrer Rückkehr nicht mehr. Auch nach den Irak-Kriegen wurde dieses Phänomen festgestellt.

Aber auch in Deutschland ist dies ein zunehmendes Problem. Rückkehrer aus Afghanistan oder auch von den ersten deutschen Militäreinsätzen der Bundeswehr in Somalia und Ruanda landen in der Wohnungslosigkeit.

Der Fremdenlegionär

Er ist mittlerweile ein alter Mann. Aber er ist ein zäher, kräftiger alter Mann. Henry hat mehr als 25 Jahre in der französischen Fremdenlegion als Soldat gekämpft. Viele Deutsche sind nach dem Zweiten Weltkrieg in die französische Fremdenlegion eingetreten. Sie haben damit oft eine Inhaftierung in einem Gefangenenlager vermeiden können. Allerdings sind auch viele Angehörige der Waffen-SS in die Legion eingetreten, um einer Verhaftung, einer Anklage wegen Verletzungen gegen die Menschlichkeit und Kriegsverbrechen mit anschließender Gefängnisverwahrung zu entrinnen. Wie es bei Henry war, weiß ich nicht. Aber ich erinnere mich noch sehr gut, als ich die eintätowierte Blutgruppe an seinem rechten Unterarm erkannte. Ich erschrak, und zugleich spürte ich eine totale Abneigung und Wut sowie Verachtung in mir. War er also ein überzeugter Nazi gewesen? Jemand, der freiwillig zur Waffen-SS ging und wahrscheinlich an vielen Mordaktionen gegenüber der gegnerischen Zivilbevölkerung oder Menschen jüdischen Glaubens beteiligt war. Darf ich, möchte ich einem solchen Menschen helfen? Alles in mir schreit: »Nein, nein, nein!«

Schon während meiner Assistenzarztzeit in verschiedenen Krankenhäusern sind mir immer wieder deutsche Männer mit eintätowierter Blutgruppe begegnet. Ein fast 100%iges Zeichen für ein Mitglied in der Waffen-SS. Hitlers Spezialtruppe, freiwillige Fanatiker, die unzählige Gräueltaten während der nationalsozialistischen Diktatur in Deutschland sowie im Ausland begingen.

Henry erzählt mir immer wieder von seinen Erlebnissen als Fremdenlegionär. Er tut dies nicht prahlerisch, sondern nachdenklich, behutsam, oft nur andeutend. Ich gebe zu, dass mich das Denken und Handeln eines Menschen, der im Nazi-Deutschland bei der Waffen-SS war und danach zur französischen Fremdenlegion ging, interessiert.

An einem Abend, als die Sprechstunde in dem Wohnungslosenheim, in dem Henry lebt, vorüber ist, besuche ich ihn auf seinem Zimmer. An sich ging es mir dabei um eine Einschätzung seines sich immer mehr verschlechternden Gesundheitszustandes, aber irgendwie finden wir beide die Zeit und die Muße oder angespannte Konzentriertheit jedenfalls bei mir, um zu reden. Und wir reden lange. Henry erzählt wie immer etwas verhalten von seinen Erlebnissen in Vietnam. Er war in vielen Ländern Asiens und Afrikas. In den ehemaligen Kolonien Frankreichs. Heute ist der 6. Mai, ein Datum, das Henry nie mehr vergessen wird. Denn an diesem Tag wurden er und seine Kameraden, wie er immer betont, aus Dien Bien Phu mit dem letzten Evakuierungsflugzeug herausgeflogen und damit gerettet.

»Es war die Hölle!«, sagt Henry bestimmt und mit spürbarer Melancholie in seiner Stimme. Es war die letzte große Schlacht der französischen Kolonialmacht Frankreich gegen das nach Unabhängigkeit strebende kommunistische Vietnam. Über 10.000 französische Soldaten und zwei Fallschirmeinheiten der Fremdenlegion hätten dort gekämpft. Zum 3. Fallschirmjäger-Bataillon gehörte Henry. Gemeinsam mit vielen Deutschen, die alle nach dem Ende des Zweiten Weltkrieges in die Fremdenlegion eintraten. Es wäre ein brutaler Krieg gewesen, brutaler als das, was Henry im Zweiten Weltkrieg erlebt hätte. Von all den auf französischer Seite kämpfenden Soldaten wären über die Hälfte getötet worden oder während der Gefangenschaft gestorben. Wäre er nicht mit dem letzten Flugzeug aus Dien Bien Phu herausgekommen, wäre er bestimmt auch nicht mehr am Leben. Krieg sei schrecklich, Krieg verändere alles, Krieg bringe die schlimmsten Seiten eines Menschen zum Vorschein, betont Henry immer wieder. Er sagt dies gelassen, ohne zu bereuen, aber mit einer introvertierten Bestimmtheit und der resignativen Demut eines Menschen, der dies alles erlebt und zu unterschiedlichen Zeiten seines Lebens als das Richtige empfunden hatte. Jetzt mit der Erkenntnis und dem gegenwärtigen Wissen, dass dies nicht das Richtige, sondern verschenkte Lebenszeit war, die oft die Lebenszeit anderer Menschen aktiv verkürzt hatte, indem er die ihm als Feinde suggerierten Gegner als Soldat und damit immer auch als Mensch tötete. Henry sieht seine Vergangenheit sehr klar und realistisch. Es ist beeindruckend, wie klar er sein Soldatendasein reflektiert und der Wunsch, sein Leben anders gelebt zu haben, greifbar im Raum steht.

Manchmal spüre ich das Verdrängen dessen, was er als junger Soldat im Zweiten Weltkrieg an Gewalt anderen Menschen angetan hat und dass es ihn nie mehr losgelassen hat. Darüber spricht Henry aber nie. Er räumt ein, dass er durch den Eintritt in die Fremdenlegion der Kriegsgefangenschaft in einem französischen Bergwerk entgehen wollte. Zudem hätte man ihm wie all den anderen »Freiwilligen« versprochen, dass er nach fünf Jahren Kampfeinsatz für Frankreich in die neue Heimat Frankreich zurückkehren könnte und einen französischen Pass bekäme. Aus den fünf Jahren, die er nur noch als Soldat kämpfen wollte, wurden 23 Jahre. Immer wieder habe man ihm gesagt, noch ein Einsatz in Kambodscha, noch ein Einsatz in Algerien, noch ein Einsatz ... dann wäre er frei! Das Konzept der Fremdenlegion empfinde ich als etwas Perfides, eine staatlich legitimierte Söldnertruppe.

Nachdem Henry aus der Fremdenlegion ehrenvoll, wie er betont, entlassen wurde, hat es mit einem normal geführten Leben nicht mehr funktioniert. Das Erlebte und das selbst als Soldat Praktizierte waren tief in seiner Seele eingegraben. Immer wieder leidet er unter Schlafstörungen, Konzentrationsmangel, plötzlichen Schweißattacken und Flashbacks, grausame belastende Erinnerungen an die vielen Kriegseinsätze. In einer normalen Wohnung konnte er auch nicht mehr leben. Er ging auf die Straße und lebte schließlich in einem kleinen Zelt im Wald, eine gewohnte Umgebung für ihn. Sicherlich hat Henry eine posttraumatische Belastungsstörung aufgrund seiner Kriegserlebnisse. Er gehört allerdings einer Generation an, die von einer psychologischen oder psychotherapeutischen Hilfe nichts wissen will. Dies wäre ein Zeichen von Schwäche. »Männer kommen damit alleine zurecht«, ist immer noch sein zentrales Motto. Als es dann im Freien aufgrund seiner angeschlagenen körperlichen und seelischen Gesundheit gar nicht mehr ging, landete er im Männerwohnheim. Mittlerweile hat er sich mit diesem Lebensraum arrangiert. Dieses Phänomen, das Soldaten nach ihren Kriegseinsätzen zu wohnungslosen Menschen werden, jegliche Bindungen zur Familie und zu ehemaligen Freunden abbrechen, ist bekannt.

Was Henry im Zweiten Weltkrieg und danach als Fremdenlegionär getan hat, ist durch nichts zu beschönigen oder zu relativieren. Es waren bestimmt auch Kriegsverbrechen dabei. Wobei das legitimierte Töten des Gegners als Soldat eben auch kein gesundes, normales Verhalten zwischen Menschen darstellt. Dennoch, und dies irritiert mich als überzeugter Kriegsdienstgegner, mag ich diesen Menschen, so, wie er jetzt ist. Darf man, darf ich so fühlen?

Als Blauhelm in Somalia und Ruanda

Josef kommt unregelmäßig regelmäßig zum Arztmobil. Er pendelt zwischen den verschiedenen Wohnheimen für wohnungslose Menschen, einem Leben in einem Zelt versteckt in Grünanlagen in der Stadt, dem Unterkommen bei Freunden in einer Wohnung und zwischenzeitlichen Aufenthalten im Gefängnis. Er wirkt oft zerfahren, unruhig, vieles deutet auf ein sogenanntes Aufmerksamkeitsdefizit-Syndrom hin. Die Gründe für die Gefängnisaufenthalte sind oft relativ banal. Es geht um ständiges »Schwarzfahren« und auch kleinere Eigentumsdelikte. Die körperlichen und seelischen Beschwerden, die er bei Besuchen im Arztmobil äußert, sind oft irgendwie konfus. Gelenkschmerzen, Magenprobleme, Zahnschmerzen, Schlaflosigkeit, Unruhe, Nervosität … Jegliche Initiative von mir, Josef zu motivieren, diese Beschwerden doch einmal von Fachärzten abklären zu lassen, findet keine zustimmende Resonanz. Josef erklärt mir dann, dass er dies von sich kenne, das seien nun einmal seine Beschwerden, da könne ihm niemand mehr helfen und der Grund hierfür läge in der Vergangenheit. Über diese Vergangenheit, seine Vergangenheit als Bundeswehrsoldat im Ausland, spricht Josef wenig, oft nur in Bruchstücken. Nach zahlreichen dieser kurzen Gespräche in den vergangenen Jahren konnte ich einige Darstellungsfacetten zusammentragen und Fakten eruieren.

Josef war als Blauhelm-Soldat von Oktober 1993 bis März 1994 in Somalia und später von 1999 bis 2000 in Ruanda, danach nochmals im Kosovo. Insgesamt war er von 1991 bis 2003 als Berufssoldat bei der Bundeswehr. Er deutet immer nur an, was er dort erlebt hat. Einerseits entsteht bei mir der Eindruck, dass er diese Erlebnisse verharmlost, andererseits spürt er wohl selbst, dass dies nicht der Wahrheit entspricht. Da ist etwas, das in ihm weiterhin intensiv arbeitet, das ihn belastet, das ihn scheinbar nicht zur Ruhe kommen lässt. Ich versuche immer wieder, zurückhaltend und sensibel, das Thema Traumatisierung von Soldaten mit ihm zu besprechen. In solchen Momenten ist sofort und plötzlich bei ihm eine sehr intensive Sensitivität und Konzentration zu spüren. Sein Verhalten erscheint mir dann wie das eines Kindes zu sein, das gerade bei etwas Unerlaubtem erwischt wurde. Natürlich denke ich an die Diagnose der Posttraumatischen Belastungsstörung, dazu würden auch die vielen heterogenen und wenig zuordenbaren Beschwerden passen.

In den Situationen, in denen Josef sich hilflos und ängstlich fühlt und wir alleine im Arztmobil sind, erzählt er, nur vorsichtig und andeutend, von den Ereignissen in Afrika. Er war in einer Spezialeinheit, den Krisenreaktionskräften, kurz KRK genannt. Die Soldaten wurden gesondert und besonders intensiv ausgebildet und bei Kriseninterventionen der Bundeswehr eingesetzt. Sie waren ohne große Vorbereitungszeit schnell verfügbar, zudem war ihre militärische Ausstattung besser als bei den

»normalen« Bundeswehreinheiten. Der Einsatz im Jahre 1993 war der erste im Ausland stattfindende militärische Einsatz nach dem Ende des Zweiten Weltkrieges, an dem die Bundeswehr teilnahm. Aufgrund des Bürgerkrieges in Somalia war eine humanitäre Krise mit einer verheerenden Hungersnot in diesem ostafrikanischen Staat ausgebrochen. Daraufhin autorisierten die Vereinten Nationen militärische Friedensoperationen. Die Bundeswehr wurde dabei ebenfalls um Unterstützung gebeten. So wurde am 21. April 1993 vom deutschen Bundestag dieser erste Bundeswehr-Einsatz seit Gründung der Bundeswehr im Ausland beschlossen.

Josef gehörte einem Soldaten-Kontingent von ca. 3.000 deutschen freiwillig länger verpflichteten Zeit- und Berufssoldaten an, die hauptsächlich zur logistischen Unterstützung anderer Truppen der Vereinten Nationen im Raum Beledweyne in Somalia stationiert wurden. Zu dieser UN-Aktion gehörten insgesamt 20.000 Blauhelme aus 29 Ländern.

Josef schildert die Aufgabe der dort stationierten deutschen Soldaten mehr dahingehend, dass sie eine Art »militärische Entwicklungshelfer« gewesen wären. Sie hätten dafür gesorgt, dass Brunnen gebaut wurden, trinkfähiges Wasser produziert, Verpflegung bereitgestellt und gekühlt wurde usw. Da er gelernter Elektriker ist, konnte er insbesondere diese Fähigkeit vor Ort gut nutzen und konkret einsetzen. Es wären allerdings auch Bundeswehrsoldaten dort gestorben. Nach dem ersten Zwischenfall wäre eine Nachrichtensperre verhängt worden. Auch er wäre immer noch Geheimnisträger, deshalb dürfe er nicht mehr erzählen. Anfang der 90er-Jahre konnten solche Ereignisse noch vor der Presse und den Medien geheimgehalten werden, dies hätte sich in den letzten Jahren doch massiv verändert, meint Josef mit einem sarkastischen Lächeln.

In der Zeit, in der Josef in Somalia war, kam es Anfang 1994 zu einem Zwischenfall, als ein Somali in das deutsche Militärlager eindrang und nach Abgabe mehrerer Warnschüsse durch die wachhabenden Soldaten, auf die der Eindringling nicht reagierte, erschossen wurde.

Der Konsum von illegalen Drogen durch Bundeswehrsoldaten war ebenfalls immer wieder ein Thema während des Einsatzes. Etliche Soldaten wurden überführt und zurück nach Deutschland geschickt. Ein Phänomen, das bei Soldaten in allen Armeen dieser Erde immer wieder beobachtet, teilweise sogar gefördert wird. Menschen zu betäuben und so zu manipulieren, dass sie töten und ein aggressives Verhalten praktizieren. Oder um Erlebtes, das als traumatisch oder bzw. und ungerecht empfunden wird, zu verdrängen, aus dem Bewusstsein zu löschen. Was niemals auf diesem Wege funktioniert und im Gegenteil die körperlichen und seelischen Probleme noch mehr entstehen lässt, manifestiert oder verschlimmert.

Da sich die Situation in Somalia u. a. durch das Agieren von US-amerikanischen Eingreiftruppen zunehmend verschärfte, verließ in den ersten Monaten des Jahres 1994 ein Großteil der UN-Truppen das Land. Josef wurde im März 1994 gemeinsam mit den letzten dort verbliebenen deutschen Soldaten im Rahmen der Rückführungsaktion »Operation Southern Cross« von der Marine zurück nach Deutschland gebracht.

Von seinem zweiten Auslandseinsatz spricht Josef noch weniger: »Veteranen reden nicht gern über das Erlebte.« In den Jahren 1999 und 2000 war er mehrere Monate in

Ruanda stationiert. Unvergessen ist der Völkermord in Ruanda der Hutu-Mehrheit gegenüber der Tutsi-Minderheit bis heute weltweit geblieben. 1994 wurden innerhalb von nur 100 Tagen über 800.000 bis eine Million zum Stamm der Tutsi gehörende Menschen und Hutu, die sich an dem Morden nicht beteiligten und dagegen kämpften, vom Stamm der Hutu getötet. Die Mörder kamen aus der ruandischen Armee, Milizen der Impuzamugambi und der Interahamwe, der Nationalpolizei, aber auch aus der Hutu-Zivilbevölkerung. Alles unglaublich und unvorstellbar. Bis heute ist der Konflikt, die Erinnerung, das Versöhnen zwischen Tätern und Opfern etwas, dass das Leben in Ruanda immer noch prägt. Immer wieder wurde und wird darüber diskutiert, ob dieser Genozid nicht hätte verhindert werden können und müssen. Gerade die Rollen ehemaliger Kolonialmächte werden hierbei kritisch reflektiert. Es gab Informationen und Hinweise, die auf dieses geplante Morden hindeuteten und die mehreren westlichen Ländern zugänglich waren.

Als Josef 1999 nach Ruanda kam, war die Irritation, Skepsis, Trauer, tiefe Depression der Menschen in Ruanda immer noch spürbar. Josef berichtet von einem Einsatz, bei dem er mit seinen Kameraden Gräber von getöteten Tutsi entdeckt hatte. Die Bilder der Verstorbenen, teilweise schon verwest, mit abgehackten Körperteilen, könne er nicht mehr vergessen: »Ich wache immer noch nachts auf und habe die Bilder von damals vor den Augen!«

Ich spüre die Betroffenheit und die innere Unruhe, die beim Schildern dieser Erlebnisse bei ihm aufkommen. Er wirkt dann zerfahren, nervös, auch versunken und abwesend, so, als ob er vor etwas flüchten würde. Vielleicht tut er ja auch genau dies. Er flüchtet vor dem, was damals in Afrika geschah, was er bei seinen Auslandseinsätzen sehen und hören musste, er flüchtet vor sich selbst. Vielleicht ist die Wohnungslosigkeit ein Teil seiner Flucht.

(Insbesondere bei dieser Geschichte möchte ich noch einmal betonen, dass Namen und einzelne Erlebnisse und Ereignisse von mir modifiziert wurden, so dass die Identitäten meiner Protagonisten geschützt sind. Dennoch ist das Beschriebene wahr, beinhaltet hier im Fall von Josef aber Erlebnisse von zwei betroffenen Männern.)

Gut zu wissen: Gewalterfahrungen als Wohnungsloser

Nach Erhebungen der Bundesarbeitsgemeinschaft Wohnungslosenhilfe sind von 1989 bis 2018 mindestens 239
Wohnungslose von Tätern außerhalb der Wohnungslo-
senszene getötet worden. Bei dieser Form von radi-
kaler Gewaltanwendung ist eine rechtsextremistisch
menschenverachtende Einstellung von maßgeblicher
Bedeutung. Wohnungslose werden als »menschlicher
Abschaum« betrachtet, ihr gesellschaftlicher Status
als Indiz ihrer Minderwertigkeit angesehen, der dann
der Legitimation für gewalttätige Exzesse dient. In diesem Zusammenhang muss der öffentliche Diskurs, die
Äußerungen von politischen und wirtschaftlichen Ent-
scheidungsträgern, die Rolle der Medien, im Umgang
mit sozial benachteiligten und speziell wohnungslosen
Menschen kritisch hinterfragt werden. Zu häufig wird
oberflächlich, diskriminierend und stigmatisierend von
Seiten wichtiger politischer Entscheidungsträger und
mancher Medien mit diesem Armutsphänomen der
Wohnungslosigkeit umgegangen.

Schon im Nazi-Deutschland waren wohnungslose
Menschen die Zielgruppe brutaler Gewaltanwendung.
Damals entstanden, von nationalsozialistischen Ärz-
ten behauptet, verschiedene Erklärungsmodelle des
Phänomens »Landstreicherei« oder des sogenannten
»Vagabundentums«, so wie Wohnungslosigkeit in dieser

Zeit bezeichnet wurde. Landstreicherei war gesetzlich verboten. Eine Ursache für dieses Verhalten sei ein genetisch bedingter »Wandertrieb« als Ausdruck einer geistigen Störung, die angeboren sei. Diese rassistisch orientierte erbbiologische Ursachenanalyse lieferte dann die Legitimation für die Inhaftierung wohnungsloser Menschen in Konzentrationslagern und die dort häufig durchgeführte Zwangssterilisation. Ärzte spielten hierbei eine dominante Rolle. Sie lieferten pseudowissenschaftliche Erklärungen und waren Vollstrecker ihrer menschenfeindlichen Therapie.

Der Mediziner Fischer forderte schon im Jahre 1925: »Daher ist erforderlich, dass es insbesondere der großen Schar der Landstreicher, Alkoholiker, Verbrecher, Prostituierten, kurz dem ganzen Bodensatz der Bevölkerung, den man das Lumpenproletariat nennt, soweit bei dieser Lebensweise überhaupt die Erzeugung einer Nachkommenschaft in Betracht zu ziehen ist, durch geeignete Maßnahmen unmöglich gemacht wird, sich fortzupflanzen.« Zu diesen geeigneten Maßnahmen zählte neben Zwangssterilisationen auch das Durchführen von pseudomedizinischen Experimenten und die Ermordung zahlreicher sogenannter »Asozialer«. Die von Ärzten gelieferte medizinisch-biologistische Erklärung für Wohnungslosigkeit als sozial abweichendes Verhalten führte im Nationalsozialismus zur Ermordung zahlreicher Menschen.

Im Jahr 1933 wurde auf Befehl des NS-Propagandaministers Joseph Goebbels die sogenannte Bettler-Razzia durchgeführt. Historiker gehen davon aus, dass weit mehr als 10.000 »Landstreicher« verhaftet und häufig in Konzentrationslager verbracht wurden. 1938 fand die Aktion »Säuberung der Landstraße« statt, in der ebenfalls Tausende von wohnungslosen Menschen verhaftet wurden. In den Konzentrationslagern bekamen die Vagabunden, Landstreicher, »Asoziale«, die »Arbeitsscheuen«, die »Gemeinschaftsunfähigen« als Kennzeichen ein »Schwarzes Dreieck« auf die Kleidung aufgenäht.

Entschädigungszahlungen an wohnungslose Menschen, die in Konzentrationslagern inhaftiert, dort misshandelt, gequält, zwangssterilisiert und ermordet wurden, wurden bisher nicht geleistet.

Penner beim Pinkeln angezündet – Rechtsextremer Rassismus

Dimo ist ein junger, sensibler und chaotischer, und dies ist nicht despektierlich gemeint, junger Mann. Wir haben viele Gespräche geführt und so manchen »Kampf« miteinander ausgefochten, wenn es um seine Alkoholkrankheit ging und geht.

Seit seinem 14. Lebensjahr trinkt Dimo. Seine Geschwister, neun leibliche und drei Halbgeschwister, seien alle Alkoholiker. Das wäre auch der Grund, warum er trinken würde, denn seine Familie hätte oft gemeinsam auf dem Marktplatz der Kleinstadt, in der sie wohnten, gesessen, und dann hätte man ihn immer wieder mit der Aufforderung konfrontiert: »Komm, Dimo, sei kein Schlappschwanz, trink ein Bier mit uns.« Bei einem Bier wäre es dann nicht geblieben. Wein, Schnaps usw. wären dann mit der Zeit dazugekommen. Dimos Mutter mochte dies nicht, hätte dem oft aber auch hilflos zugeschaut. Schließlich hätte sie Dimo vor die Alternative gestellt: »Entweder du hörst auf zu trinken oder du gehst.« Dies wäre besonders absurd gewesen, da die Mutter selbst viel Alkohol konsumierte, aber wohl dennoch um ihren jüngsten Sohn besorgt war. Dimo entschloss sich zu gehen.

Er lebte zuerst in Frankfurt auf der Straße und ist nun seit mehr als 20 Jahren in Mainz. Er wirkt manchmal etwas naiv und, wenn man dies so formulieren möchte, gutgläubig. Er hat lediglich noch zu einem seiner Brüder Kontakt, zuletzt vor vier Jahren. Da sein Bruder nach einer Alkoholentziehungskur abstinent ist, lässt er Dimo nicht mehr bei sich übernachten. Er schäme sich wohl für ihn und wolle nicht, dass seine Ehefrau und seine beiden minderjährigen Kinder mit ihm in Kontakt kämen. Er habe ihm bei seinem letzten Besuch an der Tür etwas zu essen mitgegeben und dann weggeschickt.

Man spürt während des Erzählens, wie sehr Dimo unter dieser Form der Ausgrenzung und Demütigung immer noch leidet.

Auf der Straße lebend wurde Dimo mehrmals überfallen und bestohlen. Als er im Freien übernachtete, hielt zum Beispiel ein drogenabhängiger junger Mann eine abgebrochene Glasscheibe an seinen Hals und forderte ihn auf, ihm seine Schuhe zu geben. Er gab sie ihm und zog schnell weiter. Ein anderes Mal, als er nach einer Nacht im Freien aufwachte, waren all seine Sachen mitsamt Geldbeutel und Ausweispapieren verschwunden.

An ein besonders brutales Erlebnis Dimos kann ich mich noch sehr gut erinnern. Er kam zu uns ins Arztmobil, wo wir seine ausgedehnte Brandverletzung am linken Unterschenkel behandeln mussten. Er war damals total verstört, irritiert und erzählte uns, dass ihn einige Jugendliche einfach, als er an einem Gebüsch zum Urinieren stand, mit Benzin übergossen und dann angesteckt hätten. Er habe dies auch der Polizei gemeldet. Am nächsten Tag stand in der Zeitung: »Penner beim Pinkeln angezündet«. Auch eine interessante Form der journalistischen Darstellung eines gewalttätigen Übergriffes gegenüber einem wohnungslosen Menschen.

Dimo berichtete weiter, dass die jugendlichen Gewalttäter Nazi-Parolen skandiert hätten, er wäre Abschaum und asozial und hätte in einem sauberen Deutschland nichts zu suchen.

Der fast verbrannte Psychologe

Diese rassistische Tat erinnert mich an einen Patienten im Arztmobil, den ich vor Jahren behandelt habe. Ich gebe zu, so etwas hatte ich in der langen Zeit meiner ärztlichen Tätigkeit noch nicht erlebt bzw. gesehen. Die gesamte linke Körperseite, Gesäß, Lendenregion und Schulter- sowie Rückenregion waren durch Verbrennungsnarben gekennzeichnet. Meine dementsprechende Frage lautete damals: »Wie ist denn das passiert?« Martin, so heißt der Patient, ich kann mich an seinen Namen noch gut erinnern, erklärt mir die Ereignisse vor ca. vier Jahren. Er hätte in einem Schlafsack im Freien im Winter übernachtet. Plötzlich hätten sich mehrere junge Männer schreiend und beschimpfend auf ihn gestürzt. Er sei »asoziales Pack«. Martin konnte sich nur noch an die Springerstiefel erinnern, da sie ihn brutal getreten und geschlagen hätten. Einer dieser zum Teil mit schwarzen Tüchern verhüllten Männer habe ihn dann mit Benzin übergossen und angezündet. Andere Menschen seien durch die Flammen auf ihn aufmerksam geworden und hätten ihm durch ihr engagiertes und beherztes Eingreifen das Leben gerettet. Die Täter wären daraufhin schnell geflüchtet! Die Retter von Martin hätten später berichtet, dass dies wohl Männer aus der Nazi-Szene gewesen wären, da sie im Wegrennen Naziparolen gegrölt hätten.

Diese brutalen Übergriffe aus der rechten faschistischen Szene sind keine Seltenheit und haben eine lange Tradition, die – wie gesagt – schon im Nationalsozialismus begonnen hat.

Martin war, nein er ist Psychologe. Trennung, Scheidung, kein Kontakt mehr zu seinen Kindern haben ihn an sich selbst zweifeln lassen. Er hatte sich und sein Selbstwertgefühl total verloren und war schließlich nach dem Verlust der Arbeit und der Wohnung auf der Straße gelandet.

Zurück zu Dimo! Dimo weiß von vielen Begegnungen während des Lebens als Wohnungsloser auf der Straße zu berichten, verstörende, aggressive, aber auch fürsorgliche. Viele Passanten würden ihn auffordern, er solle sein Leben gefälligst wieder auf die Reihe bekommen. Hilfe anbieten würde dabei aber niemand. Erni, den er auch auf der Straße kennenlernte, war anders. Er wäre damals wie heute wie ein Vater für ihn. Er habe, als Dimo schließlich in Mainz gestrandet war, ihm dabei geholfen, die gestohlenen Ausweispapiere wieder zu besorgen und sich in dieser für ihn neuen Stadt zurechtzufinden. Wo gibt es etwas zu essen und zu trinken? Wo gibt es Kleidung? Wo kann man übernachten? Wo kann man seinen Tagessatz an staatlicher Unterstützung holen usw. usw. Ich spüre, wie dankbar Dimo auch heute noch Ernie ist, ohne ihn, und dies betont er immer wieder, hätte er auf der Straße nicht überlebt.

Übernachtet hat Dimo lange Zeit immer in Gruppen, da dies sicherer war, zumal einige auch noch Hunde dabeihatten, ein sicherer Schutzfaktor vor Überfällen und den Gewaltattacken aus der »rechten Szene«. Viele seiner damaligen Kumpels seien mittlerweile schon verstorben. Das Leben auf der Straße ist gefährlich und schadet natürlich dauerhaft der Gesundheit.

Wie ich schon sagte, denke ich, dass das Leben auf der Straße bei vielen der Menschen, die ich als Arzt und Sozialarbeiter kennenlernen durfte, so etwas wie ein chronischer Selbstmord ist. Viele dieser von Ausgrenzung und Demütigung betroffenen Menschen möchten nicht mehr wirklich leben. Sie sind deprimiert, frustriert, oft auch depressiv, bringen sich aber nicht sofort um, sondern gehen den Weg der chronischen Selbstzerstörung.

Dimo erzählt mir aber auch von seiner großen Liebe. Vor genau zehn Jahren habe er eine Frau in der Teestube kennengelernt, sich in sie verliebt und sie sich in ihn. Sie hätten kurz danach geheiratet. Als Dimo eine Alkoholentziehungstherapie in einem Krankenhaus absolvierte, bekam er einen Anruf, dass seine Frau verstorben sei. Die Ärzte hätten ihn damals nicht zur Beerdigung seiner Ehefrau gehen lassen, da sie einen Alkoholkonsum-Rückfall befürchteten. Dimo wollte aber unbedingt zu seiner toten Frau, er wollte erfahren, woran sie verstorben war, und natürlich an der Beerdigung teilnehmen. Also nahm er seine Sachen und verschwand eines Nachts aus dieser Klinik. Was ich sehr gut verstehen kann! Man sagte ihm lediglich, dass seine Frau tot auf einer Parkbank gefunden worden war, doch warum sie dort verstorben war, erfuhr er nie. Nur zwei Jahre war er verheiratet. Wieder ein Schicksalsschlag, der so schwer zu überwinden ist. Wieder ein Lebensanker, der verloren ging. Wieder allein!

Dimo hat bisher sechs Entwöhnungstherapien in verschiedenen Krankenhäusern und speziellen Langzeittherapieeinrichtungen durchgeführt. Es ist schwierig, nach dem Entzug abstinent zu bleiben, betont er immer wieder. Der Gruppendruck sei einfach so groß, und so verfällt er immer wieder in altbekannte Verhaltensmuster. Man kommt in die Gruppe, zu den Menschen, die Freunde, Bekannte, das soziale Umfeld darstellen, zurück, und viele dieser so wichtigen sozialen Kontaktpersonen trinken weiter exzessiv Alkohol. Man möchte dazugehören, und der Weg zurück zur Flasche ist dann so verführerisch leicht. Manche seiner Kumpels hätten dies geschafft und wären standhaft und stark geblieben, ihm fällt es immer wieder so schwer, obwohl er die Sauferei hasst! Er ist nach solchen Rückfällen dann sehr introvertiert, sauer auf sich selbst und voller Schuldgefühle. Schuldgefühle besonders auch uns gegenüber. Er schämt sich, dass er es wieder nicht geschafft hat und uns dadurch enttäuscht hat. Für mich bedeutet dies dann immer wieder, trotz einer auch in mir spürbaren Enttäuschung, Dimo zu vermitteln, wir verurteilen ihn nicht, wir geben ihn nicht auf, er kann immer wieder zu uns kommen, und wir kommen zu ihm, er ist uns weiterhin ein wichtiger Mensch, der unsere Aufmerksamkeit und Unterstützung verdient.

Dimo hat mittlerweile eine kleine Wohnung. Er trinkt noch immer Alkohol, tut dies aber kontrollierter als jemals zuvor. Er hat einen kleinen Hund mit Namen »Tarzan«, um den er sich fürsorglich kümmert und der ihm ein treuer Begleiter ist. Die Nähe zu diesem Lebewesen gibt ihm Halt. Die Wohnung ist Schutzraum und sicherer Schlafplatz, die Freunde trifft er aber weiterhin in der Teestube. Dimo hat aufgrund eines Gendefektes und des gesundheitsraubenden Lebens auf der Straße etliche Erkrankungen, die die Aufnahme einer geregelten Arbeit nicht mehr erlauben. Er möchte arbeiten, aber jeder bisherige Arbeitsversuch bringt ihn schnell an seine physischen und psychischen Grenzen. Da ist einfach viel zu viel zerstört worden in diesem Menschen.

Vor einigen Tagen ist Ernie, sein väterlicher Freund, gestorben. Und wieder ein Schicksalsschlag für Dimo. Unser gesamtes Team, besonders unsere Sozialarbeiterinnen, versuchen, für ihn in dieser schweren Zeit in seinem so von frustrierenden Lebensereignissen geprägten Leben da zu sein. Ob dies uns gelingt? Ob Dimo mittlerweile eigene Ressourcen entwickelt hat, um mit dieser Situation umgehen zu können, ohne wieder in die Wohnungslosigkeit und einen exzessiven Drogenkonsum abzugleiten, wissen wir nicht. Wir hoffen es und sind einfach weiter für ihn da!

Der angebliche »Mörder«

Er ist noch sehr jung und verbrachte fast die Hälfte seines Lebens im Gefängnis. Jetzt ist er wohnungslos. Er ist auf eine gewisse Art und Weise schüchtern, auf eine andere sehr schnell impulsiv und aggressiv, zeitweise auch gewalttätig. Seine Jugend war von Ablehnung und Ausgrenzung geprägt. Der Boxsport war für ihn ein wichtiger Weg, anfänglich zurück in die Gesellschaft und dann leider ins Gefängnis. Paul hat ein ausgeprägtes Unrechtsverständnis. Unrecht kann er schlecht akzeptieren, es macht ihn wütend. Man hat bei ihm wohl das Krankheitsbild des Aufmerksamkeitsdefizitsyndroms diagnostiziert. Ich empfinde diese Diagnose generell als äußerst problematisch, da sie oft nicht aufgrund einer gewissenhaften Verhaltensdiagnostik geschieht, sondern inflationär und, meiner Erfahrung nach, unberechtigt zugeordnet wird. Bei einer komplexen Verhaltensanalyse sind Ursachenzuschreibungen oft nicht einfach zu identifizieren und einzuordnen, sondern ein Wechselspiel von Ursache, Wirkung und gesellschaftlichen Strukturen. Oft spielen hierbei auch fehlende Versorgungs- und Hilfsangebote eine wichtige Rolle.

Nach vielen Gesprächen öffnet sich Paul und erzählt uns von seiner Jugendstrafe. Eine Strafe, die jeden von uns erstarren lässt. Er war zehn Jahre im Jugendstrafvollzug wegen Mordes. Paul war als junger Mann ein guter Boxer, bis das Ereignis kam, das sein Leben so radikal veränderte. Er hatte seine erste Freundin, er erfuhr wahrscheinlich erstmalig in seinem Leben liebevolle Zuwendung, fürsorgliche authentische Zärtlichkeit. So klingt es jedenfalls, wenn Paul von seiner Jugendliebe spricht.

Nach einem Disco-Besuch wurde seine Freundin von einem anderen Mann sexistisch angemacht. Selbst nach einer verbalen Zurückweisung durch Pauls Freundin ließ dieser Fremde nicht nach und griff nach dem Busen und Po seiner Freundin. Paul war irritiert und außer sich vor Wut. Er schlug den übergriffigen Mann mit seinen Fäusten zu Boden und hörte erst auf, als ihn seine Freunde mit aller Gewalt zurückhielten. Der Verprügelte starb kurze Zeit später im Krankenhaus. Das Gericht bewertete diese Aggression von Paul als Mord. Die Fäuste wurden bei ihm, weil ausgebildeter Boxer, als Waffe beurteilt.

Er saß die gesamte Strafe im Gefängnis ab. Dort sammelte er erneut in seinem Leben zahlreiche Erfahrungen der Unterdrückung, der Ausgrenzung und der Demütigung. Es regierte das Gesetz des Stärkeren.

Paul versuchte nach der Entlassung aus dem Knast wieder einen Weg zurück ins Leben, in ein normales bürgerliches Leben zu finden. Was von Beginn an schwierig war, da er vom Strafvollzug in die Wohnungslosigkeit entlassen wurde. Er bekam schließlich einen Platz in einem Wohnheim. Meine damalige Frau betreute ihn als zuständige Sozialarbeiterin. Doris ist eine tolle Sozialarbeiterin, kompetent, liebevoll, klar und sehr respektvoll im Umgang mit ihren Klienten. Paul war sehr bemüht, er hat etwas zutiefst ehrliches und auch freundliches in seinem Wesen. Wir freundeten uns an. Das erscheint zwar nicht professionell, aber es war so. Paul lebte dann in einer großen Einrichtung für wohnungslose Menschen in Bayern. Er hat immer nur Frustration und Ablehnung erfahren. Er erzählte uns von seinem größten Wunsch. Paul wollte einmal mit einem Mercedes-Benz in dieser Einrichtung vorfahren und sagen können, das sei sein Auto. Als ich zu diesem Zeitpunkt gerade einen alten Mercedes-Benz von meinem verstorbenen Onkel erbte, musste ich immer wieder an Pauls Wunsch denken. Doris und ich entschieden, Paul dieses Auto quasi zu schenken, damit er sich diesen großen Traum erfüllen konnte. Wir vereinbarten, dass er irgendwann, wenn es seine finanzielle Situation zuließ, uns in Raten den vereinbarten Kaufpreis zurückzahlen könnte. Paul war gerührt und fassungslos und fuhr am folgenden Tag nach Bayern. Er berichtete uns von den ungläubigen Blicken der anderen dort lebenden wohnungslosen Menschen, aber auch des Personals. Es wurde sofort mit der Polizei gedroht und Paul unterstellt, er hätte dieses Auto doch sehr wahrscheinlich gestohlen. Ein Anruf des Heimleiters bei uns konnte diesen Vorwurf schließlich aus dem Weg räumen.

Dann hörten wir jahrelang nichts mehr von ihm. Schließlich erfuhren wir, dass er lange Zeit auf der Intensivstation eines Krankenhauses schwer verletzt in Bayern gelegen hatte. Er wäre fast gestorben und jetzt in einer Reha-Klinik. Paul hatte wieder eine Frau kennengelernt, die von ihrem Exmann mit dem Messer bedroht wurde, nachdem er sie geschlagen und getreten hatte. Paul war dazwischengegangen, dieses Mal ohne zu schlagen, und bekam bei der darauffolgenden Auseinandersetzung ein Messer in den Bauch gerammt. Schwer verletzt wurde er ins Krankenhaus gebracht …

Warum müssen manche Menschen immer wieder solche Situationen erleben? Liegt es an ihnen, am Schicksal, ist es Pech, ist es der Versuch, nicht wegzuschauen und sich gegen Unrecht auch körperlich zu wehren, was ist es?

Und macht diese Frage überhaupt Sinn? Wir haben Paul danach nie wieder gesehen, ob er noch lebt? Ob er den Mercedes noch fährt?

Horst und Freddy und das Schicksal

Horst lebt in einem Wohnheim für obdachlose Männer und hat endlich seit drei Monaten einen Job als Hilfskraft in einem Krankenhaus. Er ist sehr glücklich, dass man ihm diese Aufgabe übertragen hat. Wieder bedeutend für Andere zu sein und hierdurch ein Stück Selbstachtung zurückzugewinnen. Nach einer Alkoholentzugstherapie ist Horst seit über sechs Monaten abstinent. Alles scheint in positiven Bahnen zu verlaufen. Ein Weg zurück in ein bürgerliches Leben, ein Leben in ökonomischer Sicherheit, verbunden mit einer beruflichen Herausforderung, die Horst gerne angenommen hat. Doch dann kommt wieder der Jahrestag. Der Tag, an dem er mitansehen musste, wie seine Frau und sein sechsjähriger Sohn vor ihm auf dem Zebrastreifen in der Nähe des Supermarktes überfahren wurden und beide kurz danach in der Universitätsklinik verstarben. Dieser Schicksalsschlag hatte ihn vor acht Jahren total aus der Bahn geworfen, ihm regelrecht den Boden unter den Füßen weggezogen. Und jetzt ist dieser Jahrestag wieder da. Wir hatten so gehofft, dass es dieses Mal Horst gelingt, nicht in Trauer und Leid zu ertrinken. Aber er ist noch nicht so weit! Er hat noch nicht die Kraft für ein Leben, in dem er diese Erinnerung zwar beibehält, aber sie ihn nicht mehr umhüllt und zu Boden wirft. Er trinkt an diesem Tag wieder. Er trinkt viel, verliert die Arbeit und ist zwei Wochen später wieder auf der Straße. Wir gehen weiterhin zu ihm. Jede Woche, jeden Moment, immer dann, wenn er uns braucht. Wir verurteilen ihn nicht, wir moralisieren nicht, wir sind einfach nur da und hoffen, dass die Zeit kommen wird, in der Horst es schafft ...

Freddy ist mittlerweile 62 Jahre alt und lebt schon 25 Jahre auf der Straße. Ich besuche ihn in einem Wohncontainer für wohnungslose Menschen. Bei einem schwarzen Tee in dieser Behelfsunterkunft finden Freddy und ich die Zeit und die Ruhe, uns einmal ohne Arbeitshektik zu unterhalten. Ich kenne Freddy jetzt so lange und weiß, er ist ein intelligenter und reflektierter Mann. Ich habe mich schon oft gefragt: Warum? Wohl weshalb platzt jetzt auch diese Frage förmlich aus mir heraus: »Warum leben Sie eigentlich schon so lange auf der Straße?«

Freddy atmet tief ein und aus und beginnt schließlich, mit behutsam gewählten Worten zu antworten. »An sich wäre ich schon seit 25 Jahren tot!« Ich schaue ihn sprachlos weiterhin fragend an. »Hätte mich nicht ein englischer Soldat in Heidelberg festgehalten und damit mein Leben gerettet.« Freddy schildert dann die Ereignisse, die damals in Heidelberg geschehen sind. Seine Frau und seine zwei kleinen Kinder waren in ihrer Wohnung, es war Winter, und der kleine Ofen, wie sich später durch eine Spurensuche der Feuerwehr herausstellte, verursachte durch einen Funkenflug, dass die Wohnung in Brand geriet. Die Rauchentwicklung führte scheinbar zum Bewusstseinsverlust seiner Familie. Als Freddy von der Spätschicht nach Hause kam, standen die Wohnung und Teile des Hauses in Flammen. Er wollte in die Wohnung stürzen, doch ein englischer Soldat hielt ihn zurück. Er hielt Freddy einfach fest und sagte mit Tränen in den

Augen: »Sorry, my friend, it is to late, you will die!« Freddy wehrte sich, musste sich dann aber völlig apathisch und am Boden zerstört eingestehen, dass er nichts mehr für seine Frau und seine beiden Kinder tun konnte. Sie starben in den Flammen. Ich sitze fassungslos Freddy gegenüber, wir schweigen gemeinsam wohl eine Ewigkeit. Dann umarmen wir uns. Mir fehlen die Worte.

Ich höre immer wieder von solchen Schicksalsschlägen. Oft habe ich mich gefragt, wie würde ich reagieren, wenn meiner Frau, einem meiner Kinder so etwas passieren würde? Und wenn ich dann kein soziales Netz von Bekannten und Freunden hätte, die mich in einer solchen Situation ein Stück meines Lebensweges begleitet, getragen und gestützt hätten? Wäre dann dieses uns so fremde Leben, ein Leben auf der Straße, nicht auch eine Option für mich gewesen? Den Sinn, den Inhalt des Lebens verloren und dann ins Nichts gefallen. Dieses so abwegige Leben und Verhalten ist auf einmal gar nicht mehr so unvorstellbar und fremd.

7 »DANKE, DOKTOR, DASS DU MIR ZUGEHÖRT HAST!«

....

Gut zu wissen: Ausländische Mitbürger, geflüchtete Menschen, Asylbewerber

Menschen aus anderen Kulturkreisen kommen zu uns. Die gut ausgebildeten, zum Beispiel Pflegekräfte und Ärzt*innen, sind willkommen. Mittlerweile arbeiten über 40.000 ausländische Ärzte in Deutschland. Das sind ca. 11 % aller in Deutschland arbeitenden Medizinerinnen. Ohne diese ärztlichen Kollegen könnte unser Gesundheitssystem nicht funktionieren.

Wenn aber Ausländer zu uns kommen, flüchten, da in ihrer Heimat Krieg herrscht oder existenziell bedrohende Armut, und sie noch keine anerkannte berufliche Qualifikation besitzen, dann wollen Teile der deutschen Gesellschaft diese Menschen nicht mehr in »ihrem Land« sehen und schon gar nicht diese Menschen finanziell unterstützen. Dies hat oft schon rassistische Züge, gegen die wir uns alle dringend wehren sollten. Welche Auswirkungen diese zunehmend auch politisch vertretene Haltung hat und welche strukturellen Benachteiligungsfacetten schon jetzt Menschen in Deutschland diskriminieren, teilweise über den Tod hinaus, werden die Geschichten in diesem Buchabschnitt illustrieren.

Die Mutter aller politischen Probleme ist nicht die Migration, wie es der Bundesinnenminister Seehofer im Jahre 2018 formulierte, er irrt da gewaltig! Die Mutter aller politischen Probleme ist die soziale Ungerechtigkeit in Deutschland und überall auf der Erde.

Der Vater starb vor ihren Augen

Während einer unserer Sprechstunden mit dem Arztmobil in einer Sammelunterkunft für geflüchtete Menschen werde ich von einer syrischen Familie zum Tee eingeladen. Die Mutter der 14-jährigen Tochter Sarah, die schon öfter bei uns war, möchte sich gerne einmal über ihre Tochter mit Hilfe unseres sensiblen Dolmetschers Mohamed unterhalten. Ich gehe also nach Beendigung unserer Sprechstunde in die Wohnung in dieser Sammelunterkunft. Es ist die ehemalige Obdachlosensiedlung der Stadt, in der ich vor über 20 Jahren meinen Selbsterfahrungsversuch, für sechs Wochen in einer Wohnung für Wohnungslose zu leben, durchführte. Es hat sich nicht viel verändert an den Treppenaufgängen, die verwahrlost aussehen, und den Wohnungen mit den dünnen Wänden, wodurch man die Geräusche in der Wohnung nebenan zwangsläufig mithört.

Es gibt liebevoll präsentiertes selbstgemachtes Gebäck und schwarzen Tee. Die Mutter ist in großer Sorge um ihre Tochter. Sie würde nachts oft aus dem Schlaf heraus aufschreien und weinen.

Dann beginnen Mutter und Tochter von den Erlebnissen in ihrer Heimat, in Syrien während des Krieges, zu berichten.

Sarah lebte noch vor einem Jahr mit ihrer Mutter, ihrem Vater und ihrem Bruder in der syrischen Stadt Idlib, im Nordwesten, mit einer damaligen Einwohnerzahl von ungefähr 200.000 Menschen. Der IS, der Islamische Staat, im arabischen »Daisch« genannt, kam immer wieder in diesen Ort. Assads Unrechtsregime bombardierte mit

Raketen aus der Luft und beschoss mit schwerer Artillerie vom Boden aus immer wieder diesen Ort. An dem Morgen, an dem sich für Sarah und ihrer Familie alles veränderte, ging ihr Vater Hamidsch Hadi über die nahe gelegenen Olivenfelder zu den Großeltern, um eine Axt zum Brennholzmachen zu holen. Es war Ramadan, die heilige Fastenzeit. Als er am Abend wieder zurückkam, war der Strom ausgefallen. Sarah stand mit ihrem Vater im Hauseingang, als eine heftige Detonation den gesamten Ort erschütterte. Eine Rakete schlug ungefähr 500 Meter entfernt in einen Schulhof ein. Der Vater ging rasch auf das Dach ihres Hauses, um zu schauen, was geschehen war. Er entschied, zum Ort des Geschehens zu gehen, um den Verletzten zu helfen. Sarah und ihre Mutter warnten den Vater, ja sie flehten ihn an, nicht dort hinzugehen, da nach einem Anschlag häufig ein zweiter folgte.

Ich kenne diese perverse Strategie. Ich wurde sogar schon in Deutschland als Notarzt unterwiesen, bei einem vermuteten Terroranschlag mit dem Rettungsfahrzeug nicht direkt zum Anschlagsort zu fahren, sondern in etwas Entfernung die Hilfsmittel abzustellen, denn man müsse immer mit einem Zweitschlag rechnen, der gezielt die Retter töten soll.

Sarahs Vater fuhr mit seinem kleinen Mofa trotzdem los und sagte seiner Familie, alle sollten etwas Bequemes anziehen, um eventuell schnell weglaufen zu können. Nach einiger Zeit kam der Vater außer Atem zurück und schrie: »Bleibt im Haus, kommt nicht heraus, eine zweite Rakete kommt!« Das waren die letzten Worte, die Sarah von ihrem Vater hörte. Sarah versteckte sich schnell im Bad, ihre Mutter und ihr Bruder unter der Treppe im Treppenaufgang des Hauses. Kurz darauf lag alles, begleitet von einem unbeschreiblich lauten Knall, in Schutt und Asche. Ein Metallsplitter traf Sarah an der linken Schulter. Das Dach war zusammengestürzt, die Inneneinrichtung des einen Zimmers lag durch die Wucht des Aufpralls im gegenüberliegenden Zimmer. Alles war in eine Staub- und Rauchwolke gehüllt. Sarah lief auf die Straße und schrie: »Papa, wo bist du?«

Sarah, die abwechselnd mit ihrer Mutter mir dies alles erzählt und deren Worte von unserem sehr einfühlsamen Dolmetscher mir übersetzt werden, hält während des Erzählens kurz inne. Tränen laufen ihr langsam die Wangen hinab. Sie schaut melancholisch ins Leere und berichtet mit zarter, aber fester Stimme weiter. Dass sie sich beim Suchen ihres Vaters beide Füße, da der Boden von den vielen Sprengstoffteilen zu glühen schien, verbrannt hatte, da sie in der Hektik keine Schuhe angezogen hatte. Dann passierte es:

Sarah findet ihren Vater, tot, zerfetzt von der Sprengkraft der Rakete, ein sogenannter »Kollateralschaden« in militärischer Sprache, eines der schlimmsten Unwörter, die es gibt. Sarah realisiert den Tod des Vaters aber nicht. Zu aufgeregt ist sie, zu geschockt von all dem Geschehenen! Sie läuft, nein, sie rennt zu ihrem Onkel, um Hilfe für den Vater zu holen! Die Tochter des Onkels ist allerdings auch schwer verwundet. Ein Metallsplitter hatte den Hals verletzt und zu einer starken Blutung geführt. Es herrscht totales Chaos, überall Verwundete und Tote, der Onkel kann auch nicht helfen, da er sich um seine verletzte Tochter kümmert. Sarah läuft zurück und hört Gesprächsfetzen mit, nach denen der Raketenanschlag von der syrischen Armee Assads durchgeführt worden sei. Ein Informant muss per Telefon den Angreifern mitgeteilt haben, dass der erste Anschlag, der angeblich Stellungen der freien Armee galt, fehlgeschlagen sei. Das Ziel sei 500 Meter entfernt gewesen, und ein zweiter Raketenangriff sei notwendig mit neuen Zielkoordinaten. Dieser Angriff tötete Sarahs Vater.

Um den Vater, islamischen Beerdigungsriten entsprechend, baldmöglich beerdigen zu können, muss nun nach den zerstreuten Körperteilen gesucht werden. Den abgetrennten Arm des Vaters findet man am Ortsbrunnen ...

Die Familie Sarahs, ihr Bruder und die Mutter, blieben nach der Beerdigung noch eine Woche in Syrien, dann flohen sie über die Türkei, das Mittelmeer, die Ägais, Griechenland und Bulgarien nach Deutschland. Es begann ein neues Leben in Sicherheit, aber mit furchtbaren Erinnerungen und so viel Leid im Gepäck. Sarahs Mutter zeigt mir auf ihrem Mobiltelefon Bilder ihres verstorbenen Mannes und Bilder des zerstörten Hauses, in dem sie wohnten.

Mohamed und ich sind zutiefst berührt und sprachlos. Sarah spielt, während ich mir die bewegenden Schilderungen aufschreibe, um sie nicht zu vergessen, mit zwei kleinen syrischen Kindern, die ebenfalls in der Sammelunterkunft am Rande der Stadt ein neues Zuhause gefunden haben. Sie lächelt. Was Sarah uns gerade unter Tränen erzählt hat, ist traurig und unfassbar, aber spiegelt die Realität Tausender Kinder aus den Kriegsregionen dieser Erde.

Ich erkläre der Mutter mittels Dolmetscher, dass wir versuchen werden, eine muttersprachliche Betreuung und Beratung durch eine Psychologin für Sarah zu organisieren, und drücke dabei mein tiefes Mitgefühl aus. Als wir uns verabschieden, umarmt mich die Mutter herzlich und sagt in Deutsch: »Danke!« Ich denke im Stillen, wofür?

Während ich den Treppengang der Sammelunterkunft hinuntergehe, muss ich an ein Zitat des AfD-Politikers Alexander Gauland denken. Der sagte einmal in Bezug auf die zahlreichen von Armut und Krieg bedrohten Kinder, die zu uns nach Deutschland flüchten: »Wir können uns nicht von Kinderaugen erpressen lassen« (ZEITmagazin 2015). Warum eigentlich nicht? Kinder konfrontieren uns mit der Realität der ungerechten und unsozialen Erwachsenenwelt. Und Sarahs Geschichte tut dies ganz besonders intensiv ...

Der syrische Vater

Wir fahren mit dem Arztmobil, obwohl uns dies die kassenärztliche Vereinigung verboten hat, in eine Sammelunterkunft für geflüchtete Menschen, um unsere medizinische Hilfe anzubieten. Es stimmt zwar, dass jeder Asylbewerber zu einem Arzt oder einer Ärztin gehen kann, aber nur wenn er zuvor einen Behandlungsschein vom Sozialamt beantragt hat. Typisch deutsche Bürokratie. Wie soll jemand, der aus Syrien, dem Irak oder Somalia nach Deutschland geflüchtet ist, dies schon nach einigen Wochen verstehen und die nötigen administrativen Hürden hinter sich lassen, um dann zum Arzt gehen zu können? Und dann diese Bürokratie bewältigen, all die erforderlichen Formalia korrekt ausfüllen, wenn man selbst erkrankt ist. Wir fahren mit unserem Arztmobil, unserem fahrbaren Sprechzimmer in verschiedene Sammelunterkünfte und bieten unsere Hilfe an. Dies wird von den Menschen dankbar und zahlreich in Anspruch genommen.

Während einer dieser ärztlichen Sprechstunden kommt ein Vater mit seinem ca. elfjährigen Sohn zu mir. Unser syrischer Dolmetscher übersetzt mir die Worte des Vaters. Sie kommen aus Aleppo, sein Sohn könne seit dem Beginn des Bürgerkrieges nicht mehr schlafen, er habe große Sorge um ihn. Ich höre geduldig den Worten des Dolmetschers zu und beobachte dabei die Gestik und Mimik meines traurigen Gesprächspartners. Er zeigt mir eine mittlerweile äußerlich verheilte Schusswunde an der linken Brustseite seines Sohnes. Danach zeigt der Vater mir eine Granatsplitterverletzung an seinem Rücken. Ich bin traurig und betroffen und weiß nicht, was ich sagen soll. Ich bitte unseren Dolmetscher, dass er dem Vater sagen möge, dass ich ihn so gut verstehen würde, seine Angst und Fürsorge für seinen Sohn, gerade weil ich auch vier Kinder hätte. Ich bin selbst den Tränen nahe! Der Vater schaut mich an und tröstet mich mit den Worten: »Ich danke dir, dass du dir die Zeit genommen hast, mir zuzuhören.« Er tröstet mich, obwohl es doch umgekehrt sein müsste. Wir umarmen uns schweigend!

Es ist mittlerweile sehr warm in unserem mobilen Sprechzimmer. Es kommen immer mehr Patienten zu uns. Wir sind müde, erschöpft und auch ein wenig gereizt. Dann klopft jemand an die Arztmobiltür. Wir befinden uns gerade in der Behandlung eines irakischen Patienten und öffnen etwas genervt die Tür. Davor steht eine afghanische Mutter mit ihrer großen Tochter, sie hat ein Tablett mit Tee und Kuchen in der Hand. Beide lächeln uns an, und die Tochter sagt in ihrem neu erlernten Deutsch: »Doktor, du brauchst eine Pause.« Wir sind sprachlos und gerührt. Ja, wir brauchen eine Pause. Der Tee und der Kuchen schmecken vorzüglich, und die Fürsorge dieser uns doch so fremden Menschen zeigt eine tiefe gegenseitig empfundene Verbundenheit.

Exkurs: Traumatisierung

Die Weltgesundheitsorganisation (WHO) definiert Traumata als »… ein belastendes Ereignis oder eine Situation außergewöhnlicher Bedrohung oder katastrophenartigen Ausmaßes (kurz- oder langanhaltend), die bei fast jedem eine tiefe Verstörung hervorrufen würde.«

Es wird zwischen einer *primären*, *sekundären* und *tertiären* Traumatisierung differenziert. Eine *primäre Traumatisierung* liegt dann vor, wenn das traumatische Ereignis selbst miterlebt wurde, es handelt sich demzufolge um das direkte Opfer des Trauma-Ereignisses, es besteht ein direkter zeitlicher Zusammenhang, es werden unmittelbare sensorische Erfahrungen gemacht. Bei der *sekundären Traumatisierung* sind anwesende Beobachter, Angehörige oder auch das Rettungspersonal bis hin zu Therapeuten des direkt Traumatisierten betroffen. Es besteht ein zeitlicher Abstand zum Geschehen, es wurden keine eigenen sensorischen Eindrücke erfahren, und es kann zu einer Übertragung der Gefühle des primär Betroffenen kommen. Es handelt sich sozusagen um eine Übertragung der Traumatisierung vom Betroffenen auf eine andere, primär nicht beteiligte Person aufgrund der Schilderung des Erlebten.

Es wird zudem zwischen zwei Trauma-Typen differenziert. Traumatisierungen nach Typ-1 sind einmalige Ereignisse, die spontan, akut und unvorhersehbar geschehen, wie z. B. ein Verkehrsunfall. Typ-2-Traumatisierungen treten wiederholt auf und sind teilweise auch vorhersehbar. Diesbezügliche Beispiele wären Kriegseinsätze oder auch wiederholt stattfindender sexueller Missbrauch. Desweiteren wird zwischen »man-made disaster« und Naturkatastrophen bzw. technischen Katastrophen unterschieden. Bei »man-made disaster« ist der Katastrophenverursacher ein Mensch. Typ-2-Traumata und von Menschen verursachte Traumatisierungen gelten als schwerwiegender, da das Vertrauen in menschliche Beziehungen fundamental erschüttert wurde.

Die Art des Traumas sowie die Verarbeitung und Bewältigung des Erfahrenen sind dann wiederum entscheidend für die Entwicklung eines *Posttraumatischen Belastungssyndroms (PTB)*. Besonders dann, wenn der Betroffene Ohnmacht, Hilflosigkeit und starke Angst während des Trauma-Ereignisses empfunden hat, kann es zu einer PTB kommen. Dies geschieht dann häufig, wenn das Ereignis mit einer unmittelbar empfundenen Todesgefahr oder Angst vor einer schweren Verletzung oder der Beobachtung und der Angst, dass eine dritte Person schwer verletzt oder getötet wird, verbunden war.

Eine *tertiäre Traumatisierung* findet nach Eintreffen der Gefahrensituation durch das Erzählen des Sachverhaltes oder auch aufgrund der Form, der Inhalte der Behandlung statt. Die tertiäre Traumatisierung oder auch das Modell der sequenziellen Traumatisierung nach Hans Keilson ist gerade im Kontext der Behandlung

Traumatisierter von Bedeutung. So kann die Art und Weise der Traumaver- und -bearbeitung in Bezug auf die Trauma-Begleiter ausschlaggebender sein als das traumatische Ereignis selbst. Diese eventuell stattfindende tertiäre Traumatisierung ist entscheidend für die Ausbildung einer Traumatisierungsreaktion bzw. Chronifizierung psychischer und physischer Beeinträchtigungen.

Traumaverarbeitung ist ein Prozess, den die Behandelnden mitgestalten und begleiten können, es ist kein abgeschlossenes Ereignis. Entscheidend in dieser »dritten Phase« der Trauma-Arbeit ist es, dass ein neues Leben mit sozialer Sicherheit und Stabilität aufgebaut werden kann und wird. Dies beinhaltet ein empathisches, authentisches, von Ernsthaftigkeit geprägtes Therapiekonzept und ist eine interdisziplinäre Aufgabe, in der besonders auch die Sozialarbeit eine wichtige Rolle spielen kann. Der Patient muss sich gewertschätzt und ernst genommen fühlen. Kommt es im Kontext der professionellen Begleitung und Behandlung nicht zu einer entsprechenden Verarbeitung, sind die Trauma-Begleiter somit aktiv am Trauma-Prozess, an einer tertiären Traumatisierung beteiligt.

Genau dies geschieht aber tagtäglich in Deutschland bei der Begegnung mit Migranten, Asylbewerbern und Flüchtlingen und auch von Einkommensarmut betroffenen Menschen generell. Rechtsradikal motivierte Übergriffe, so auch z. B. die PEGIDA-Bewegung mit ihren rassistischen Parolen, sind brutale Formen einer erneuten Traumatisierung. Etwas subtiler, aber genauso nachhaltig und wiederum traumatisierend sind häufig die Art und Weise der bürokratischen und behördlichen

Umgangs- und Kommunikationsformen mit Menschen, die zu uns geflüchtet sind.

Ein Opfer, das sich schuldig fühlt

Jonas lebt als unbegleiteter Flüchtling seit einem Jahr in Deutschland. Er ist ein junger Mann aus Somalia. Er liebt das Fußballspielen und ist Fan von Manchester United. Er absolvierte ein zweiwöchiges Schulpraktikum in unserem Verein Armut und Gesundheit. Er half uns, wo er nur konnte, und dolmetschte teilweise aus dem Arabischen ins Deutsche, da er auf der Flucht Arabisch gelernt hatte. In Somalia wurden seine Eltern und Geschwister getötet. Jonas hat mit seinen 16 Lebensjahren schon so viel Leid, Gewalt und sterbende Menschen gesehen, dass es unsere Vorstellungskraft überfordert.

Als wir uns unterhielten, schilderte er mir seine Fluchtroute mit einem kleinen Schlauchboot über das Mittelmeer. Ich widerum erzählte ihm, dass ich 2015 und 2016 mit der Sea-Watch 1 und 2, einer zivilen Seenotrettungsorganisation, im Mittelmeer nach Bootsflüchtlingen Ausschau gehalten hätte und unsere Crew auch mehrere Hundert Menschen hat retten können. Da ihn dies sehr interessierte, sahen wir uns dann gemeinsam einen Film, der von Thomas Diehl, einem sehr engagierten Filmemacher, für den SWR produziert wurde, an.

Plötzlich fing Jonas an zu weinen und sagte: »Ich bin ein schlechter Mensch!« Ich war irritiert und fragte ihn: »Warum bist du ein schlechter Mensch?« Jonas berichtete mir mit Tränen in den Augen, dass das Fluchtboot, mit dem er und seine Freunde geflohen waren, untergegangen war. Fast alle wären ertrunken, denn kaum jemand hätte schwimmen können. Sein Freund und er wären in der Nähe eines Rettungsringes gewesen. Er hätte den Rettungsring ergriffen und überlebt, während sein Freund vor ihm ertrunken sei.

Ich nahm Jonas in den Arm und sagte: »Nein, du bist absolut kein schlechter Mensch. Bitte fühl dich nicht schuldig. Schlechte Menschen sind die, die es zulassen, dass ihr über das Mittelmeer nach Europa fliehen müsst. Dass nur so wenige da sind, die euch auf dem Mittelmeer helfen!«

Ich selbst kann mich noch genau daran erinnern, als ich zurückkam, wieder mit festem Boden unter den Füßen, zurück in einem der reichsten Länder der Erde, zurück in der Zivilisation. Ist es wirklich zivilisiert, die Grenzen zu schließen, Menschen in Armut und Todesangst abzuweisen? Sie abzuschrecken und einen Weg der Flucht wählen zu lassen, der mit Todesgefahr verbunden ist? Mein Einsatz auf der Sea-Watch 2 hat mich sehr nachdenklich gemacht. Ich war damals, und bin es immer noch, sehr betroffen, traurig und wütend zugleich. Gemeinsam mit anderen zivilen Hilfsorganisationen hatten wir das besondere Glück, dass bei insgesamt vier Rettungseinsätzen niemand verletzt wurde, niemand über Bord ging, niemand starb. Gut 500 Menschen konnten wir retten. In kleinen Holzbooten oder völlig überfüllten Schlauchbooten waren sie von Libyen aus aufs offene Meer gefahren. Im Jahr 2017 musste mein Sea-Watch-Einsatz drei Tage vor Beginn wegen Motorschadens abgesagt werden. Im Jahre 2018 scheiterte mein Einsatz mit der Sea-Watch 3, weil sie gesetzeswidrig in Valletta (Malta) im Hafen von den Behörden am Auslaufen gehindert wurde.

Die europäischen Demokratien verbieten Hilfe und lassen die Menschen im Mittelmeer sterben. Ich erlebe es immer wieder, dass die Überlebenden der Flucht sich für ihr eigenes Überleben schuldig fühlen, da sie so viele auf ihrer Flucht haben sterben sehen.

Wir kennen dieses Phänomen von den Überlebenden der Konzentrationslager während des Nationalsozialismus in Deutschland. Die Opfer fühlen sich schuldig, und die Täter negieren und bestreiten ihre Schuld! Was für eine Welt!

....

Gut zu wissen: Altersarmut – die Zukunft vieler

Altersarmut ist ein zunehmendes Phänomen in unserer Gesellschaft. Wir steuern quasi direkt in einen Altersarmuts-Tsunami. Es ist in meinen Augen ein Skandal, dass so viele alte Menschen von Armut betroffen sind und in Zukunft noch mehr davon betroffen sein werden. Menschen, die ihr gesamtes Leben lang hart gearbeitet, die Kinder aufgezogen oder die Eltern gepflegt haben. Für mich ein Indiz für die soziale Ungerechtigkeit, die es in Deutschland gibt. Ältere Menschen empfinden aufgrund ihrer ökonomischen Armut häufig sehr viel Scham und gehen deshalb nicht zu den Sozialbehörden, um die ihnen zustehende staatliche Unterstützung zu beantragen. Zudem haben sie diffuse Ängste, zum Beispiel solche, dass ihre Kinder für sie vom Staat zur Kasse gebeten werden. Sie sind größtenteils nicht informiert darüber, was ihnen aufgrund ihrer Lebensleistung an finanzieller Unterstützung zusteht. Ihre Ängste und Unsicherheiten führen zu einem Verhalten, das oftmals zusätzlich ihre Gesundheit gefährdet. Wohnungslose alte Menschen sind von all dem noch stärker betroffen. Wobei festgestellt werden muss, dass die Lebenserwartung Wohnungsloser deutlich erniedrigt ist. Dies bedeutet, dass es nicht viele wohnungslose Menschen gibt, die älter als 65 Jahre werden.

Wolfgang, der ruhige Kämpfer

Wolfgang ist mein ältester Patient, er ist mittlerweile 86
Jahre alt. Ich kenne ihn seit fast 25 Jahren, und er ist
mir sehr ans Herz gewachsen. Vor diesen fast 25 Jahren
begegneten wir uns zum ersten Mal vor einer Teestube.
Damals schlief er immer am Treppenaufgang dieser Teestube, einer Essensausgabestelle für Bedürftige, eingerichtet von der katholischen Kirche.

Später dann besuchte ich Wolfgang jede Woche in seinem kleinen Ein-Zimmer-Apartment im Altenwohnheim.
Er ist zwar schon einige Jahre nicht mehr wohnungslos,
aber medizinisch behandeln lassen will es sich nur von mir.
In vielen langen und intensiven Gesprächen bei meinen
Hausbesuchen, die ich teilweise auch auf Band aufneh-
men durfte, hat mir Wolfgang seine bewegende Lebensgeschichte, eine unglaubliche Lebens-Odyssee, erzählt.

Er hatte wohl so etwas, was man landläufig als »schwere
Kindheit« bezeichnet. Aufgewachsen in einem Waisenhaus, in das er 1940 im Alter von acht Jahren gemeinsam
mit seinem Bruder kam, da seine Mutter an Leukämie
verstorben war und der Vater von den Nazis ins Konzentrationslager Buchenwald verfrachtet und angeblich bei
einem Fluchtversuch erschossen worden war.

Die Zeit im Heim ist für Wolfgang auch die Zeit, an die
er sich in der Rückschau auf sein Leben als Erstes erinnern
kann. Wolfgang hat drei Geschwister, zwei Schwestern
und einen Bruder. Seinen Bruder hat er zum letzten Mal
1942 im Heim gesehen, wo man sie trennte. Beide seien
zu verschiedenen Pflegeeltern vermittelt worden. Wolfgang hat seit diesem Tag nie wieder etwas von seinem
Bruder erfahren. Warum sein Vater ins Konzentrations-

lager der Nazis gebracht wurde, weiß er bis heute nicht. Seine ältere Schwester, die er immer wieder nach dem Grund hierfür gefragt hatte, gab ihm keine Auskunft. Sie starb wie Wolfgangs Mutter in den 50er-Jahren an Leukämie. Wie er später von verschiedenen Quellen erfuhr, hatte sein Vater wohl öffentlich Witze über Hitler gemacht, was damals, wenn derjenige denunziert wurde, einem Todesurteil gleichkam.

Von der Pflegefamilie wurde Wolfgang wieder zurück ins Heim gegeben, die Situation im Krieg war für die Familie zu anstrengend. Wolfgang war es wohl auch. Vom Waisenhaus in Berlin wurde er nach Pommern an die Ostsee, dem heutigen Polen, in das dortige Waisenhaus verschickt. Nach einigen Monaten ging es dann wieder zurück nach Berlin. In diesem Waisenhaus kamen mittlerweile immer häufiger Bauern, die Arbeitskräfte für ihren Bauernhof suchten, weil es durch den Krieg immer weniger Männer gab, die dort hätten arbeiten können. Wolfgang kann sich noch genau an das erste Gespräch mit einem Bauern erinnern: »Er unterhielt sich mit mir, ich war mittlerweile zehn Jahre alt, er fragte, wie es mir ginge, ob ich arbeitswillig sei. Ja, klar!«, sagte ich ... Schließlich wollte ich nicht mehr im Heim bleiben, die Aussicht auf ›Freiheit‹ bei diesem Bauern klang schön.«

Bei besagtem Bauern blieb Wolfgang bis 1945. Es wäre eine harte Zeit gewesen. Er hätte jeden Tag von sechs Uhr morgens bis um 20 Uhr arbeiten müssen, auch sonntags, da hätte er nur am Nachmittag frei bekommen. Der Sohn eines Nazi-Gegners, denn das wusste wohl der Bauer, wurde zu Kinderarbeit gezwungen. Lohn gab es keinen, er musste in der Scheune übernachten und bekam nur das, was von der Familie an Essen übrig blieb.

Auf diesem Bauernhof arbeitete auch ein russischer Kriegsgefangener, der ihm erklärte, wenn er in Russland leben würde, müsse er nicht arbeiten, dort sei nämlich Kinderarbeit verboten. Auf dem Hof nebenan lebte Luva, eine Ukrainerin. Sie wäre der einzige Mensch in dieser schweren Zeit gewesen, der ihn auch einmal in den Arm genommen hätte. Sie hätte immer zu ihm gesagt: »Rabuiti, Rabuiti, immer musst du arbeiten, nicht spielen, aber bald, bald ist die Rote Armee hier, die Soldaten, dann brauchst du nicht mehr arbeiten.« Was dann auch im Frühjahr 1945 geschah. Zuvor wären noch deutsche Soldaten an dem Bauernhof vorbeigekommen und hätten Wolfgang gewarnt, er solle sich vor den Russen verstecken, die würden ihn sonst töten. Er tat es nicht! Die russischen Soldaten hätten ihm vermittelt, dass er keine Angst vor ihnen zu haben braucht. Sie gaben ihm zu essen, obwohl es kaum noch Tiere auf dem Hof mehr gab und die Verpflegung gerade so für die Soldaten noch ausreichte. Wolfgang ließ, wie er selbst sagt, alles stehen und liegen und sei abgehauen. Nie wieder wäre er in all den Jahren auf diesen Hof, wo er so lange als Kind gelebt hatte, zurückgekehrt. Er wollte zwar immer einmal wieder dort hinfahren, hatte aber zu große Angst, dass all die schlimmen Erinnerungen während dieser Zeit wieder präsent werden könnten.

Wolfgang kommt auf seiner Flucht durch Deutschland 1945 nach Dresden. Er ist mittlerweile 13 Jahre alt. Dort bekommt er einsam und auf sich alleine gestellt kaum etwas zu essen. Die Menschen in dieser total zerstörten Stadt hatten selbst kaum Nahrungsmittel, viele hungerten. Also beschloss er weiterzuziehen und landete wieder bei einem Bauern in der Nähe Dresdens, der ihm Essen für Arbeit gab.

Nach drei Jahren, im Jahr 1948, passierte das, was Wolfgangs Leben für immer veränderte: »Es war Sonntagnachmittag, ich ging zu meinem Bauern und fragte ihn, ob er mir fünfzig Pfennig geben kann, ich wollte mit den anderen Kindern ins Kino gehen, das seit Kurzem wieder geöffnet hatte. Er sagte: Nein, du bekommst nichts von mir, du brauchst nicht ins Kino zu gehen, arbeite lieber. Enttäuscht ging ich in dem angrenzenden Wald, in dem sich eine Schlucht befand, die uns Kinder magisch anzog. In dieser Schlucht lag nämlich alles Mögliche aus Kriegszeiten, und das interessierte uns total. Gewehre, Munition, Stahlhelme und Dinge, die ich nicht erkannte, nicht wusste, was sie waren. Ich fasste neugierig etwas an, von dem ich bis heute nicht wirklich weiß, was es genau gewesen ist, ich vermute eine Handgranate oder Ähnliches. Ich habe es nur angefasst und zwei Meter weggeworfen, ich dachte, es wäre irgendwas Verrostetes aus Kriegstagen. Es gab einen lauten Knall. Ich stand im Dunkeln. Ich war in dem Moment vollkommen blind. Wir waren zu dritt dort unten. Zwei Kinder aus dem Dorf waren mit mir in die Schlucht gelaufen. Sie haben laut geschrien. Ein Lehrer, der ganz in der Nähe wohnte, kam und brachte mich ins Krankenhaus. Eins meiner Augen war zerfetzt, und es blutete heftig aus der Augenhöhle. Die anderen beiden Kinder hatten nur Kratzer und Schürfwunden am Körper. Am nächsten Morgen bin ich im Krankenhaus aufgewacht. Eine Binde hatte ich um den Kopf. Das eine Auge war komplett zugebunden. Der Doktor kam rein und sagte, dass wir uns hinsetzen und reden müssen. Er sagte mir, dass ich mein linkes Auge verloren habe und sie es durch ein Glasauge ersetzt hätten. In diesem Moment brach für mich meine kleine Welt zusammen. Ich war 16 Jahre alt und hatte ein Glasauge. Ich war ein ›Krüppel‹. Es dauerte lange, bis dieses komische Ding, dieses Kunstglasauge, von meinem Körper richtig angenommen wurde. Allerdings haben die das damals echt gut gemacht. Das hat so gut gepasst, die meisten wussten gar nicht, dass ich ein Glasauge habe.«

Aufgrund dieser körperlichen Behinderung wollte der Bauer Wolfgang nicht mehr haben. Er war als Arbeitskraft nicht vollständig einsetzbar. Wieder kam er in ein Kinderheim. Als er das 18. Lebensjahr erreicht hatte, zog es ihn nach Bautzen. Er hatte gehört, dass dort dringend Leute gesucht würden, die bei der Volkspolizei arbeiten wollten. Die Einstellungsuntersuchung war, wie es Wolfgang beschreibt, ein Witz. Es wurde nicht einmal festgestellt, dass sein linkes Auge ein Glasauge war. Als sein Vorgesetzter, der als Soldat Stalingrad überlebt hatte, die Augenprothese bemerkte, meinte er nur: »Keine Angst, ich regele das schon!« Alle schienen sehr froh zu sein, dass jemand in der Volkspolizei, der Vorgängerorganisation der Nationalen Volksarmee der DDR, überhaupt arbeiten wollte. Und Wolfgang war froh, einen Job zu haben.

Insgesamt arbeitete er vier Jahre lang dort, bewachte zuerst in Gran See ein Munitionslager und dann das ehemalige Konzentrationslager Sachsenhausen in Oranienburg. Er sah dort all die Vernichtungsmaschinerie der Nazis und konnte dies alles einfach nicht fassen. Die Sehnsucht, eine Familie zu haben, zu der man immer hätte gehen können, war allgegenwärtig. »Ein Elternhaus, ich kann mir nicht mal vorstellen, wie sich so etwas anfühlt.«

Im Jahre 1956 flüchtete er schließlich nach Westdeutschland und suchte seine Schwester Edith. Die Behörden halfen ihm bei der Suche, so dass er seine Schwester in Witten in der Metzgerei ihres Mannes fand. Als er den Laden betrat, stand sie hinter dem Verkaufstresen und schaute ihn mit großen aufgerissenen Augen an. »Wolfgang, wo kommst du denn her?« Beide fielen sich in die Arme und standen eine Zeit lang sprachlos einfach nur so da. Leider hielt die Wiedersehensfreude nicht lange an, denn Wolfgangs Schwester schämte sich für ihn. Er hatte keine Wohnung und keinen Beruf erlernt. Nach einem heftigen Streit verließ Wolfgang diesen Ort, an dem er nicht erwünscht war, und die Zeit des Lebens auf der Straße begann.

Damals hätten die »normalen Bürger« noch auf Obdachlose Jagd gemacht. Obdachlosigkeit war verboten und zählte als strafrechtlich bedeutsamer Tatbestand der Landstreicherei und Bettelei. Als Wolfgang im Wald in einem Zelt hauste, kamen abends mehrere Jugendliche und zerstörten sein Zelt, beschimpften ihn, er solle arbeiten gehen, und riefen dann die Polizei. Er wurde verhaftet und ins Gefängnis gesteckt. Insgesamt saß Wolfgang wegen Landstreicherei sechs Monate in der Strafanstalt, immer wieder in Zeitintervallen von vier bis fünf Wochen. Die Strafgesetze waren im Übrigen noch Relikte aus der Nazi-Gesetzgebung!

Dann zog es ihn nach Nürnberg, wo er aufgrund einer Arbeitsbeschaffungsmaßnahme zwei Jahre in einer Wärmestube für Obdachlose arbeitete. Er wohnte in dieser Zeit in einem Männerwohnheim. Dort hielt er es aufgrund der Enge und der fehlenden Intimsphäre nicht länger aus und wanderte weiter nach Heilbronn. In Heilbronn stürzte er auf einer Rolltreppe und zog sich eine große Schnittwunde zu. Die Narbe sieht man heute, nach über 40 Jahren, immer noch, weil man im Krankenhaus einen »Arzt-Azubi« den Wohnungslosen behandeln ließ, kritisiert Wolfgang. Bei der Essenssuche als Wohnungsloser erlebte er Hilfe, aber auch Aggressivität und Ablehnung. Als er wieder einmal zu einem Bauernhof ging und nach einer Kleinigkeit zu essen fragte, schrie ihn der Bauer mit verzerrtem Gesicht an: »Was?! Warum gehst du nicht arbeiten, du Faulenzer!? Wenn du nicht sofort von meinem Gelände verschwindest, du Landstreicher, dann schicke ich meine Hunde auf dich.« Solche Momente gab es zwar immer wieder, sie haben Wolfgang aber nie aus der Fassung gebracht, er suchte einfach weiter nach Hilfe.

Schließlich landete Wolfgang in Mainz. Dort lebte er mit Gleichgesinnten, sagen wir besser mit Menschen in einer ähnlichen Lebenslage, am Rhein in einem Wanderhäuschen. In der Mainzer Teestube gab es Kleidung und etwas zu essen. Wolfgang beschloss nun, in Mainz zu bleiben, sein Körper hätte es einfach nicht mehr gepackt, ständig auf Tour zu sein. Die Polizei in Mainz wäre damals aber sehr ablehnend und aggressiv gewesen. Sie drohten damit, Wolfgang und die anderen zu verjagen oder ins Gefängnis zu sperren, wenn sie nicht verschwinden würden. Mainz sollte eine Stadt sein, wo es keine sichtbare Armut gibt, wo es keine »Landstreicher« gibt.

Wie ernst und brutal die Polizei dies umsetzte, davon kann jeder ältere Mainzer berichten. Ende der 70er-Jahre kam es zu einem skandalösen Vorfall, der in den regionalen Medien beschrieben wurde. Polizisten verbrachten einen älteren wohnungslosen Mann aus der Stadt in die umgebenden Weinberge. Es war Winterzeit, und die Temperaturen lagen unter dem Gefrierpunkt. Sie ließen den Wohnungslosen allein in den Weinbergen zurück. Am darauffolgenden Tag wurde er dort tot aufgefunden, er war erfroren. Die Polizisten wurden angeklagt und auch verurteilt. Das Urteil fiel allerdings sehr mild aus. Seit diesem Zeitpunkt verhält sich die Polizei in Mainz etwas wohlwollender gegenüber wohnungslosen Menschen. Die Mainzer Bürger sind allerdings auch sensibilisiert und zeigen eine, jedenfalls ist dies meine langjährige Erfahrung, besondere Verantwortung und Fürsorge wohnungslosen Menschen gegenüber.

In Mainz lernte Wolfgang im Verbund mit anderen Betroffenen das Leben auf der Straße kennen. Zuvor war er immer allein unterwegs.

»Wenn mich jemand fragen würde, wie man es auf der Straße 30 Jahre lang aushält, würde ich sagen, dafür muss man geboren sein. Die ganzen Entbehrungen, jeden Tag musst du schauen, wie du an Essen kommst, wo du schläfst und wie du den Tag verbringst. Es fehlt quasi alles, wenn man auf der Straße lebt. Wenn du obdachlos bist, kein Dach über dem Kopf hast, nichts zu essen hast, dann bist du auf dich alleine gestellt, auf jemand anderen kannst du dich da nicht verlassen.«

Wolfgang beschreibt sein damaliges Leben ohne Wohnung in der Stadt Mainz, am Rhein mit seinen Kumpels sehr authentisch, ehrlich, plastisch und nüchtern: »Fast jeden Tag trafen wir uns am Rheinufer, wir waren mehrere Leute. Zum Essen sind wir immer in die Wärmestube gegangen. Das Ordnungsamt machte uns oft Probleme, unsere Bierdosen und Konserven hatten wir nicht weggeräumt, die anderen sahen es nicht ein aufzuräumen. Ich nahm das in die Hand. Mit den Menschen, den Passanten hatte ich nie Probleme. Die meisten glaubten mir gar nicht, dass ich auf der Straße lebe. Ich war immer gut gekleidet, rasiert und geduscht. Dafür ging ich in die Wärmestube, dort gab es Kleidung, und man durfte einmal pro Woche Duschen gehen. Zum Rasieren ging ich einfach an den Rhein. Schlafen war immer ein Erlebnis. Jeden Tag schaute ich, wo ich schlafen konnte, ich wollte nicht bei den anderen schlafen. Zu viele beklauten die eigenen Kameraden.

Eines Morgens, nachdem man mir die Schuhe geklaut hatte, ging ich in die Wärmestube, Schuhe hatte ich nun keine mehr an. Dort sah ich einen Kameraden von mir, mit meinen Schuhen an, ich konnte es nicht glauben, dass er sie mir geklaut hatte. Ich ging direkt auf ihn zu, schrie ihn an: »Du hast meine Schuhe, zieh sie aus und gib sie mir!« Widerwillig gab er sie mir zurück. Nach diesem Vorfall bekam ich einen Spint in der Wärmestube, hier konnte ich mein ›Hab und Gut‹ wegsperren. Das war eine Riesenerleichterung für mich. In Mainz gibt es, glaube ich, keinen Ort, an dem ich noch nicht geschlafen habe, egal ob Bäume, Dachboden, Wiesen, Fabriken oder in leerstehenden Häusern. Ich war immer auf der Hut, es kam auch in meinem Bekanntenkreis hier auf der Straße zu Vorfällen, in denen Obdachlose von Passanten zusammengeschlagen oder getreten wurden.

Eines Nachts schlief ich unter einer Brücke in Mainz. Hier gingen morgens viele Menschen, die zur Arbeit mussten, vorbei. Ich hatte einen Hut auf dem Kopf, lange Zeit hatte ich diesen Hut schon. Morgens bemerkte ich, dass mir der Hut vom Kopf gerutscht war. Er lag direkt vor mir, und in dem Hut lagen mehr als 30 Euro. Ich wollte nicht mit dem Hut betteln, und doch kam das Schicksal mir zuvor. Voller Freude konnte ich in diesen Tag auf der Straße starten.«

Dann traf Wolfgang eine Streetworkerin, eine Sozialarbeiterin, die sich in Mainz um wohnungslose Menschen kümmerte. Sie war bei einer kommunalen sozialen Beratungsstelle beschäftigt. Sie bat Wolfgang ihre Hilfe an. Er dachte, dass er dies ja mal versuchen könnte. Sonst hatte sich in all den Jahren niemand wirklich für ihn interessiert und sich um ihn gekümmert. Silvia hieß die Sozialarbeiterin. Sie half ihm, wieder einen Pass zu bekommen, und vermittelte ihn in ein Krankenhaus zu einer Alkoholentziehungsmaßnahme. Die Gänge zu den Ämtern waren ihm verhasst, er glaubt, dass dies noch mit der Zeit, als er vom Jugendamt ins Kinderheim immer wieder gebracht wurde, zu tun hat. Silvia wäre ein Glücksfall in seinem Leben für ihn gewesen. Sie vermittelte ihn dann auch in ein sogenanntes Wohnwagenprojekt. In einem größeren Wohnwagen lebte er mit zwei anderen wohnungslosen Männern. Silvia kam regelmäßig zu ihnen und half ihnen, wenn sie Hilfe brauchten. Man spürt Wolfgangs Dankbarkeit Silvia gegenüber, die er auch heute immer noch empfindet. Wolfgang resümiert:

»Es gab gute und schlechte Tage, zwei Mal hat mir ein Mann unten am Rheinufer einfach einen 100-DM-Schein in die Hand gedrückt. Ich hatte ihn nicht gefragt, das war unglaublich schön. Generell habe ich nur sehr selten nach Geld gefragt, das war mir immer sehr unangenehm, also wartete ich, bis es mir sehr schlecht ging, bis ich mich entschloss, doch nach Geld zu fragen.«

Mitte der 90er-Jahre trete dann auch ich mit dem Arztmobil in das Leben von Wolfgang ein. Wolfgang kann sich, genau wie ich, noch gut daran erinnern. Er schlief oft auf den Treppenstufen der Teestube, das war seine Platte, sein Schlafplatz. Es dauerte einige Zeit, bis er Vertrauen zu mir aufbaute und ins Arztmobil kam. Ich stellte einen sehr hohen Blutdruck fest, mehrere Wunden und einen Infekt der Bronchien.

Wolfgang sagt dazu:» Da war jetzt ein Doktor, der normal mit mir redete, der mich ernst nahm und auch richtig untersuchte. Er sagte zu mir, dass ich einen hohen Blutdruck hätte und meine heftigen Kopfschmerzen eventuell davon kommen würden. Und er gab mir sofort Tabletten. Obwohl ich keine Krankenversicherung hatte.«

Ich besuchte Wolfgang ab diesem Zeitpunkt regelmäßig, entweder an der Teestube oder an bestimmten Plätzen in der Stadt. Oft kam er aber auch selbst zu mir ins Arztmobil. Das Glasauge wird seit diesem Zeitpunkt alle zwei Jahre erneuert und die Augenhöhle regelmäßig nach Infektionsherden kontrolliert.

Seit dem Jahr 2008 wohnt Wolfgang nun in einem kleinen Apartment in einem Altenwohnheim. Silvia hatte es ihm vermittelt!

Wolfgang blickt auf ein langes, anstrengendes und mit vielerlei Gefahren versehenes Leben zurück und meint: »Ich weiß, dass es jeder schaffen kann, von der Straße wegzukommen. Einfach ist es nicht. Du brauchst den ›Eisernen Willen‹. Man muss es wollen, und nicht nur das, man muss zu hundert Prozent dahinterstehen, sonst wird man rückfällig, fängt wieder an zu trinken oder Ähnliches. Ich hatte diesen ›Eisernen Willen‹, ich habe es geschafft und bin jetzt glücklich in meinen eigenen vier Wänden. Am Anfang habe ich mich auch gesträubt, von der Straße, von den Freunden und Bekannten, die man in den vielen Jahren auf der Straße kennen und irgendwie auch lieben gelernt hat, wegzugehen. Aber bereut habe ich es nie, auf mich selbst zu achten und von der Straße weggegangen zu sein. Als ich dann 2008 in meine Wohnung gezogen bin, hatte ich noch zwei Flaschen Wein. Zwei Wochen später waren sie im Mülleimer, ich wollte nicht mehr trinken, es machte keinen Sinn. Es liegt an jedem selbst, jeder ist seines Glückes Schmied. Ich führe ein normales Leben hier in meiner Wohnung, jeden Morgen um Punkt zehn gehe ich raus und hole meine Zeitung, ich fühle mich wohl. Besser kann ich es nicht haben, ein Balkon, wenn ich frische Luft brauche.«

Bis zum heutigen Tag bringe ich Wolfgang seine Medikamente, und es entstand eine sehr vertrauensvolle, von gegenseitiger Wertschätzung geprägte Beziehung zwischen uns. Wolfgang ist für mich ein ganz besonderer Mensch. Er besitzt wenig, hat eine kleine Rente. Ich frage ihn immer, wie es ihm geht. Darauf antwortete er vor Kurzem: »Mir geht's gut, ja ehrlich. Die Leute fragen mich, warum ich immer grinse und es mir augenscheinlich gut geht. Ich sage, ich mache mir einfach keine Sorgen, es gibt gute Tage und schlechte Tage, so wie's kommt, so wird's genommen.«

Ich spüre in seiner Gegenwart seine Ruhe, die tiefe Zufriedenheit und Dankbarkeit für dieses, sein Leben. Ich lerne von ihm, was Demut und »in sich selbst ruhen« bedeuten kann. Ich fahre gern zu ihm, setze mich an den einzigen Tisch in seinem Zimmer, und wir reden. Und schon spüre ich, wie seine innere Ruhe den Raum ausfüllt, mich berührt, mich ruhiger und auch ein Stück zufriedener werden lässt. Trotz der Armut und dieses schweren Lebens ist Wolfgang ein glücklicher Mann. Ich bewundere ihn dafür!

Gut zu wissen: Psychische Grenzen

Eines Tages bot ich, wie immer an diesem Tag um diese Uhrzeit, meine Sprechstunde im Arztmobil vor einer Einrichtung der Wohnungslosenhilfe an. Ich war müde und abgespannt nach dem Uni-Arbeitstag. Dies hatte zur Folge, dass ich auch nicht so empathisch und einfühlsam während dieser Sprechstunde war, ohne dies selbstkritisch wahrzunehmen. Plötzlich sagte ein älterer wohnungsloser Patient in einem fordernden Ton zu mir: »Was ist denn los mit Ihnen, Doktor?« Zuerst dachte ich, was fällt diesem Mann denn ein, mich so anzusprechen, meine Professionalität, meine Art des Umgangs scheinbar zu kritisieren. Zum Glück dachte ich aber erst noch einmal über seine Frage und was eigentlich hinter dieser Frage stand, nach. Nach kurzem Überlegen antwortete ich: »Sie haben vollkommen recht, ich bin müde, gereizt und nicht wirklich höflich zu Ihnen!« Ich dankte dem Mann für seine mutige Offenheit, entschuldigte mich für mein unsensibles Agieren und wurde zusehends ruhiger und ausgeglichener. Ich gönnte mir eine Pause, wir redeten über alles Mögliche, und dann setzte ich die Sprechstunde gelassener und empathischer fort. Ich kann eben auch von meinen Patienten immer wieder etwas lernen!

Im Rollstuhl in der Tiefgarage

Herr Senta ist oft mürrisch, hat wenig Geduld, aber einen subtilen Humor mit einem liebenswerten feinen Lächeln. Oft frage ich mich, wie schafft er das alles, gefesselt an einen Rollstuhl und dann im Winter im Freien lebend.

Über die Vergangenheit erzählt er wenig, man spürt, dass er diese hinter sich lassen, sie vielleicht sogar wegschließen oder auch abschließen möchte. Kann man, kann er dies, ohne das Erlebte zu reflektieren und zu verarbeiten? Ich denke, wir alle sind doch ein Produkt unserer Biografie, unserer Erlebnisse, Begegnungen und Erkenntnisse, also unserer Vergangenheit. Wir sollten uns ihr stellen, unserer Enttäuschung, vielleicht unserer Wut oder auch Trauer einen Raum geben, beides zulassen. Tun wir dies nicht, besteht die große Gefahr, dass wir in dieser Vergangenheit gefangen sind, dass eine Form des Stillstandes in unserem Leben dominiert. Ohne es bewusst zu bemerken, werden dann auch unsere gegenwärtigen Entscheidungen oder eben die fehlende Entscheidungsfähigkeit von diesem Stillstand, von der Vergangenheit geprägt und beeinflusst sein.

Genau dieses Gefühl, diesen Zusammenhang der vergangenen Erfahrungen mit den gegenwärtigen Entscheidungsprozessen glaube ich bei Herrn Senta zu spüren. Er setzt sich selbst oft einer Lebenssituation aus, die masochistische Züge hat. Manchmal habe ich das Gefühl, dass er sich für etwas selbst bestrafen möchte. Er gibt in unseren Gesprächen immer wieder die Freiheitsliebe als Grund für sein Leben auf der Straße an. Ich frage mich und auch ihn, was der Preis für diese Freiheit ist und ob dieses Leben überhaupt Freiheit ist.

Wieder treffe ich ihn im zweiten Untergeschoss der Tiefgarage am Rathaus. Er sitzt in einer Ecke zwischen parkenden Autos. Es ist relativ warm, auch wenn draußen gerade Schnee fällt und die Temperaturen mittlerweile bei weit unter dem Gefrierpunkt angelangt sind. Doch es gibt keine sanitären Anlagen auf dieser Etage, die Autoabgase verwandeln die Luft in ein benzin- und dieselhaltiges Gemisch aus wenig Sauerstoff mit einem hohen Anteil an Stickoxiden. Zudem rieche ich natürlich auch, dass Herr Senta wohl die letzten Stunden nicht den Weg zur Toilette gefunden hat. Seine Wunden an den Beinen, aber auch die wundgeriebenen Stellen am Gesäß verursachen wieder einmal heftige Schmerzen. Es ist mittlerweile auch so weit, dass ich bestimmte Keime, die sich in den Wunden ausgebreitet haben, rieche. Zum Teil sind sogar bestimmte Gewebsteile nekrotisch, das heißt, schwarz verfärbt und abgestorben. Dort befinden sich jetzt auch zahlreiche Maden. Das ist aber von Vorteil für den Patienten, da diese Maden das abgestorbene Gewebe fressen und somit die Wunde auf eine bestimmte Art sauberer halten. Ohne diese Parasiten hätte sich vielleicht schon eine Sepsis, eine Blutvergiftung, ausgebreitet.

Die Entscheidung ist klar, Herr Senta muss dringend ins Krankenhaus. Wie so oft diskutieren wir über die Notwendigkeit dieser Maßnahme eine ganze Zeit lang. Es ist ein Hin und Her, es ist auch für mich immer wieder eine immense Herausforderung, einigermaßen geduldig in einer solchen Situation zu bleiben. Gerade in diesen Momenten spüre ich Unverständnis und Ungeduld in mir aufkommen, die auch schon einmal in tief empfundenen Ärger übergehen. Ich bin dann zugegebenermaßen nicht mehr so weit davon entfernt, zu resignieren und zu vermitteln, dass er doch das machen soll, was er will. Und genau dies ist eine der größten Herausforderungen bei der Arbeit mit wohnungslosen Menschen. Die Empathie, die Fürsorge, den Respekt und die Wertschätzung dem betroffenen Menschen gegenüber nicht aufzugeben, auch wenn es sehr schwerfällt, und genau dann, wenn das Verhalten des Gegenübers unvernünftig, nervig, vielleicht abweisend und ignorant ist, den Menschen nicht fallen zu lassen, ihn nicht aufzugeben, sondern da zu bleiben, Stand zu halten, ohne zu bevormunden und ohne zu bedrängen. Wichtig ist dabei, dem anderen deutlich zu machen, dass er einem wichtig ist, und Wertschätzung und Respekt dem wohnungslosen Menschen gegenüber zum Ausdruck zu bringen. Auch in der Hoffnung, dass dieser dadurch auch wieder ein größeres Selbstwertgefühl entwickelt und dann aus Liebe zu sich selbst vernünftige, der eigenen Gesundheit dienende Entscheidungen, trifft.

Herr Senta willigt schließlich ein, der Krankenwagen ist bestellt, ich fahre mit meinem Arztmobil zum nächsten Patienten.

Monate später besuchen wir Herrn Senta in einer Reha-Einrichtung im Sauerland. Jetzt, nicht mehr in einer Tiefgarage, sondern in einem hellen sauberen Zimmer, entdecken wir die künstlerische Seite dieses Menschen. Er malt, und er beherrscht die Portraitmalerei. Es ist immer wieder faszinierend, welche Schätze, welche Begabungen und bemerkenswerte außergewöhnliche Fähigkeiten und Ressourcen wohnungslose Menschen besitzen. Man muss sie nur entdecken und auch sehen wollen! Herr Senta malt ein Portrait unserer Sozialarbeiterin und eins von mir! Danke!

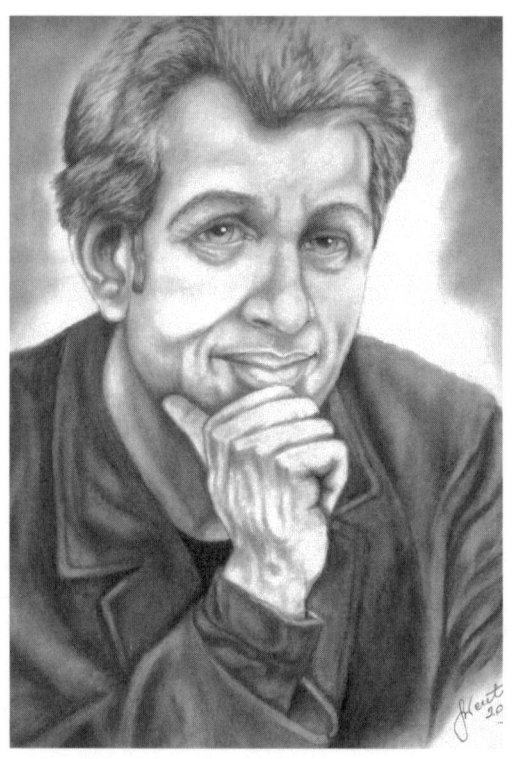

Gut zu wissen: Zufriedenheitsparadoxon

Oft scheinen wohnungslose Menschen mit ihrer Lebenssituation zufrieden zu sein. Dies kann zwar in Einzelfällen zutreffen, häufig zeigt sich aber bei näherem Hinsehen und längeren intensiveren Gesprächen, dass dies nicht der Fall ist. Die Betroffenen schätzen die eigene Situation eher positiver ein und kommunizieren dies dann auch so, als wäre sie objektiv und realistisch betrachtet in Ordnung. Dieses ist eine Bewältigungsstrategie, um überhaupt zurechtzukommen, um in dieser so prekären Lebenssituation überleben zu können. Eine realistische Einschätzung der aktuellen Lebenssituation und das Akzeptieren dieser Wahrheit würden sonst häufig zu Verzweiflung und Ohnmacht führen. So hilft sich die Seele selbst, handlungsfähig zu bleiben. Da dies auf den ersten Blick als ein widersprüchliches situatives Handeln interpretiert werden könnte, wird dieses Verhalten auch als Zufriedenheitsparadoxon bezeichnet.

Die Rente ist zu gering

Herr Schreiner ist 73 Jahre alt und kommt aufgrund eines Fernsehberichtes über unsere Arbeit, den er vor einigen Tagen gesehen hat, zu mir ins Arztmobil. Er wirkt verzweifelt und sehr krank. Seine Haut und das an sich Weiße im Auge sind deutlich gelb gefärbt. Er hat einen sogenannten schmerzlosen Ikterus (Gelbsucht), was für jeden Mediziner ein Warnsignal ist. Keine Schmerzen und diese ausgeprägte Gelbfärbung deuten auf eine bösartige Grunderkrankung hin.

Herr Schreiner war lange Zeit als Geschäftsführer einer Büroartikelherstellerfirma tätig. Er war privat krankenversichert und bekommt derzeit eine Rente in Höhe von 1.400 Euro ausgezahlt. Die Miete für seine Wohnung verschlingt schon die Hälfte, und die privaten Krankenkassengebühren belaufen sich auf 650 Euro. Wenn er diese zahlen würde, hätte er kein Geld mehr zum Leben übrig. Also zahlt Herr Schreiner seit fünf Jahren keine Krankenkassengebühren mehr und geht seitdem auch nicht mehr zum Arzt. Zurück in eine gesetzliche Krankenkasse konnte er auch nicht mehr wechseln, da dies ab dem 55. Lebensjahr nicht mehr möglich ist. Sicherlich ist es nachvollziehbar, dass man Menschen, die sich der Solidargemeinschaft, in diesem Fall der gesetzlichen Krankenkasse in jungen Jahren entzogen haben, dann, wenn sie älter und kränker werden, nicht mehr zurücklassen möchte, aber es gibt zunehmend Härtefälle, bei denen diese Regelung im Einzelfall ausgesetzt werden müsste.

Wir veranlassen sofort eine Untersuchung. Zuerst in unserer »Poliklinik ohne Grenzen«, wo über 30 ehrenamtliche Ärztinnen und Ärzte, Sozialarbeiterinnen, Krankenschwestern und Hebammen mitarbeiten. Die Ergebnisse erhärten die Verdachtsdiagnose einer Krebserkrankung, wahrscheinlich der Gallenblase oder des Gallengangs. Die weitere Diagnostik muss in einem Krankenhaus durchgeführt werden. Da der Patient nicht krankenversichert ist, jedenfalls glaubt er dies, arrangieren wir uns mit dem Träger des Krankenhauses, was die Finanzierung der diagnostischen Maßnahmen angeht. Wir vereinbaren, dass wir uns die entstehenden Kosten teilen.

Die bildgebenden Verfahren, Ultraschall, Röntgen und Computertomographie, zeigen einen Tumor im Bereich des Gallengangs. Eine sofortige stationäre Aufnahme wird erforderlich, da der Patient jetzt über zunehmende Schmerzen, Übelkeit und Erbrechen klagt. Es wird eine Not-ERCP, eine endoskopische Methode, mit der diagnostische und therapeutische Eingriffe durchgeführt werden können, notwendig. Herr Schreiner bekommt einen Stent in den Gallengang implantiert, damit die Gallenflüssigkeit abfließen kann, die Gelbfärbung zurückgeht und die Schmerzen nachlassen. Die Untersuchung einer histologischen Gewebeprobe aus dem Gallengang bestätigt die Diagnose eines Gallengangkarzinoms. Für eine rettende Operation ist es zu spät. Es muss eine lokale Chemotherapie durchgeführt werden, die Herrn Schreiner nicht mehr das Leben retten wird, aber sein Leben etwas verlängern kann. Diese Behandlung wird sehr kostenintensiv sein. Die Klinik und wir fragen uns: Müsste die akute Therapie nicht doch von der privaten Krankenkasse, trotz Beitragsschulden, finanziert werden? Es bleibt die schnell zu beantwortende Frage: Chemotherapie ja oder nein? Das Krankenhaus hat Angst, auf den Kosten sitzen zu bleiben. Was tun? Wir sagen die Kostenübernahme zu, falls die Krankenkasse nicht zahlen würde. Unser Verein pokert hoch, aber es geht hier um ein Menschenleben!

In der Zwischenzeit hat unsere Sozialarbeiterin mit der privaten Krankenkasse Kontakt aufgenommen und über die Situation von Herrn Schreiner informiert. Die Kasse sagt kategorisch, er müsse erst all seine Beitragsschulden begleichen, bevor sie Behandlungskosten übernehmen würden. Die Beitragsschulden belaufen sich auf über 25.000 Euro. Wie soll der Patient eine solch hohe Schuldenlast begleichen können? Dass Herr Schreiner lebensbedrohlich erkrankt ist, interessiert den Sachbearbeiter, der natürlich auch nur auf Weisung handelt, nicht. Unsere Sozialarbeiterin kennt sich nach zahlreichen juristischen Recherchen mittlerweile sehr gut in solchen Fällen aus. Sie konfrontiert den Sachbearbeiter der Krankenkasse mit den juristischen Fakten, dass der Patient umgehend wieder in der Kasse aufgenommen werden muss, dass er zwar verpflichtet sei, die Schulden abzutragen, dies aber auch per Ratenzahlung machen könne. Der Sachbearbeiter will dies prüfen. Wir vermuten, dass er auf Zeit spielt, und drohen mit einer Rechtsklage. Die Krankenkasse räumt die Richtigkeit der Argumentation unserer Sozialarbeiterin ein. Dies alles kostete viel Zeit, Zeit, die Herr Schreiner nicht hat ...

Die Chemotherapie wird aufgrund der Kostenzusage durch unseren Verein begonnen und verbessert den Zustand von Herrn Schreiner rasch. Die Gelbfärbung und die Schmerzen gehen deutlich zurück. Ich besuche ihn im Krankenhaus, er ist dankbar und glücklich, dass unser Team ihm so hilft. Mit Tränen in den Augen umarmt er mich zum Abschied.

Nach weiteren vier Wochen sagt die Krankenkasse endlich die Kostenübernahme der Behandlungskosten zu. Hätten wir bis zu dieser Entscheidung gewartet, wäre Herr Schreiner wahrscheinlich schon unter Schmerzen verstorben. Ein solches Verhalten von Krankenkassen, Sozialbehörden und Jobcentern macht mich fassungslos und wütend. Fünf Monate nach der Therapie verstirbt Herr Schreiner friedlich und ohne Schmerzen in einem Hospiz. In dieser Zeit regelt er viele wichtige Dinge, die in seinem zu Ende gehenden Leben von Bedeutung waren. Er nimmt von Menschen Abschied und regelt im Einklang mit sich und Freunden seinen Nachlass.

Nachgedanke

Ist die Behandlung einer Krebserkrankung mit ungünstiger Prognose, ist Palliativ-Medizin ökonomisch? Sie ist zumindest zutiefst menschlich und verschafft den Schwerkranken die Möglichkeit, die eigene Persönlichkeit in der Auseinandersetzung mit der Erkrankung weiterzuentwickeln, die dann, ganz im Kantschen Sinne, die Individualität verlässt und auch der Allgemeinheit der Menschen zugutekommen kann.

Der alte Mann ist wieder mobil

Alois ist einer unserer ältesten Patienten. Er lebte jahrelang in Schrebergarten-Häuschen, Tiefgaragen, maroden provisorischen Zelten und Unterständen. Jetzt ist er alt und gebrechlich, und es grenzt an ein Wunder, dass er überhaupt noch lebt. Nach langen Gesprächen und vielen Erkrankungen ist er endlich bereit, in ein kleines Apartment, das von Sozialarbeitern betreut wird, einzuziehen. Alois hat einen spezifischen schelmischen Humor. Unsere Sozialarbeiterin, die von ihm »Mein Engel« genannt wird, kümmert sich sehr sensibel und liebevoll um ihn. Dass sie nicht nur von ihm »Engel« genannt wird, könnte, klischeehaft ausgedrückt, an ihren langen blonden Haaren, den blauen Augen und ihrer grazilen Figur liegen. Ich denke allerdings, es ist ihre Art des Umgangs, die Art der Beziehung, die sie zu und mit den betroffenen Menschen gestaltet, dass sie liebevoll so bezeichnet wird. Es ist ein sehr würdevoller Umgang, sensibel und kompetent, aber immer mit Respekt und fürsorglicher Liebe im Einklang.

Sie ist es auch, die durch den Kontakt zu einer Freundin Alois ein batteriebetriebenes Elektrofahrzeug besorgt. Das holen wir gemeinsam ab. Alois ist aufgrund verschiedener Erkrankungen mobil stark eingeschränkt, worunter er sehr leidet. Als er zum ersten Mal diesen »Luxusrollstuhl« sieht, hat er leuchtende Augen. Es ist schön und lustig zugleich, unsere Sozialarbeiterin und Alois dann durch die Stadt in sein Apartment laufen zu sehen. Alois fährt vorne weg, und sein Engel muss ihm im Laufschritt folgen. Er genießt so sehr seine neu gewonnene Mobilität und damit ein Stück wiedererlangter Freiheit.

»Ihr habt mein Leben gerettet!«

Herr Waller ist 57 Jahre alt. Er hat 20 Jahre lang als Angestellter eines mittelständischen Unternehmens gearbeitet. Aufgrund einer chronischen Erkrankung kann er nicht mehr arbeiten. Ihm wird gekündigt, wogegen er klagt. Es kommt zu einem Vergleich. Herr Waller erhält eine Erwerbsminderungsrente in Höhe von 1.200 Euro. Er ist privat krankenversichert und muss einen monatlichen Beitrag in Höhe von fast 700 Euro zahlen. Herr Waller versucht jahrelang, diese große finanzielle Belastung durchzustehen, was ihm sehr schwerfällt. Schließlich ist Herr Waller wirtschaftlich nicht mehr in der Lage, die Beiträge zu zahlen. Er versucht, nach Rücksprache mit der Krankenkasse einen geringeren Beitrag zu zahlen, den sogenannten Basistarif in Höhe von 650 Euro, so wurde es ihm von der Krankenkasse jedenfalls vermittelt. Dieser Betrag ist für den Patienten natürlich immer noch viel zu hoch bei einer Rente von 1.200 Euro. Die private Krankenkasse informiert den Patienten nicht über Möglichkeiten der Beitragsreduktion bei Refinanzierungsschwierigkeiten des Versicherten. Er versucht in die gesetzliche Krankenversicherung zu wechseln, dies wird abgelehnt, da – wie schon gesagt – nach dem 55. Lebensjahr ein derartiger Kassenwechsel nicht mehr möglich ist. Er zahlt nun über Jahre hinweg keinen Beitrag mehr, da er sonst die Miete nicht begleichen könnte. Die Folge dessen ist, dass er nicht mehr zum Arzt geht. Die Schicksale von Herrn Schreiner und Herrn Waller sind leider keine Einzelfälle!

Schließlich bekommt Herr Waller starke Schmerzen im Unterbauch und klagt über anale Blutungen. Er geht zu einem ihm bekannten Arzt, der ihn sofort ins Krankenhaus einweist. Die dortige Untersuchung ergibt den dringenden Verdacht auf eine Krebserkrankung. Ein operativer Eingriff zur Entfernung des Krebses und zur Verhinderung von Tochtergeschwülsten ist dringend notwendig und wird von dem Krankenhaus auch bescheinigt. Dennoch wird Herr Waller aus dem Krankenhaus entlassen, man kann auch sagen, einfach weggeschickt, da er keine Krankenversicherung hat. Herr Waller findet im Internet Informationen zu unserem Arztmobil und insbesondere zu unserer »Ambulanz ohne Grenzen«. Er besucht daraufhin eine unserer Sprechstunden. Ich untersuche den Patienten und führe eine gründliche Anamnese durch. Aufgrund der subjektiven Beschwerden und des Krankenhausbefundes weise ich den Patienten notfallmäßig in ein anderes Krankenhaus ein. Dort wird er sofort stationär aufgenommen und eine blutungsstillende sowie schmerzlindernde Therapie durchgeführt. Die Krebsdiagnose wird bestätigt. Eine Metastasierung scheint noch nicht vorzuliegen. Eine Operation mit anschließender Chemo- und Bestrahlungstherapie ist dringend notwendig. Wer bezahlt aber nun diese kostenintensiven Maßnahmen?

Da die Krankenhausverwaltung weiß, dass wir, der Verein Armut und Gesundheit, uns an den Diagnostik- und

Therapiekosten beteiligen, werden die nötigen Schritte eingeleitet. Parallel führen unsere Sozialarbeiterinnen eine sozialrechtliche und krankenversicherungsrechtliche Beratung durch. Die Nachfragen sowohl bei der privaten Krankenkasse als auch bei der Sozialbehörde werden ablehnend beschieden bzw. es werden Unmengen an administrativen Hürden aufgebaut und deren Beantwortung eingefordert. U. a. verlangt die private Krankenversicherung das Ausfüllen von über 20 Formularen! Dies alles in einer Lebenssituation, in der Herr Waller mit dem Sterben ringt. Die Beharrlichkeit und die Kompetenz unserer Sozialarbeiterin führen zu einem Einlenken der Krankenkasse. Es wird ein Kompromiss bezüglich der ausstehenden Kassenbeiträge vereinbart. Damit der Patient schnellstmöglich wieder einen offiziellen Krankenversichertenstatus erhält, geben wir ihm einen zinslosen Kredit in Höhe von 1.500 Euro, damit er die ersten Krankenkassenbeiträge bezahlen kann. Die Krankenkassenbeitragsschulden in Höhe von 10.000 Euro muss Herr Waller in Ratenzahlung begleichen. Dem Krankenhaus zahlen wir 2.000 Euro, damit die erforderlichen Therapiemaßnahmen sofort erfolgen.

Die Krankenkasse hatte gewusst, dass es Möglichkeiten der Beitragsreduzierung gibt, sofern der Patient in einer finanziellen Notsituation ist. Durch Belege der Sozialbehörde, die unsere Sozialarbeiterin besorgte, konnte der Beitrag um die Hälfte reduziert werden. Warum hat dies die Krankenkasse nicht selbstständig getan? Warum wird sie bei Beitragsschulden nicht selbst proaktiv? Sind die Krankenkassen denn Wirtschaftsunternehmen?

Herr Waller übersteht die Operation, die Chemotherapie und die Bestrahlung sehr gut. Die Nachuntersuchungen ergeben keinen Hinweis auf eine Metastasierung. Bei seinem letzten Besuch in unserer »Ambulanz ohne Grenzen« sagt er mit Tränen in den Augen und leiser Stimme: »Ihr habt mein Leben gerettet!« Künftig kann Herr Waller wieder zu einem »normalen« Arzt gehen ...

9 »WAS MACHT DAS LEBEN NOCH FÜR EINEN SINN?«

Gut zu wissen: Sozialer Abstieg und Suizidalität

Auch das Thema Selbsttötung bzw. Selbsttötungsversuch spielt im Kontext von Wohnungslosigkeit eine wichtige Rolle. Die wenigen Studien hierzu vermitteln ein eindeutiges Bild. Die sogenannte Seewolf-Studie ergab, dass 43,8 % der untersuchten wohnungslosen Menschen Suizidgedanken (Lebenszeitprävalenz) entwickelten, 16,4 % einen Suizidversuch durchführten und 12,8 % selbstverletzendes Verhalten zeigten.

Eine der interessantesten und umfangreichsten Studien zur Ursache der erhöhten Sterblichkeit von wohnungslosen Menschen wurde vom Institut für Rechtsmedizin der Universität Hamburg im Jahr 2001 vorgelegt (Ishorst-Witte). Es wurden 388 Todesfälle von wohnungslosen Verstorbenen aus den Jahren 1990 bis 1998, die vom Landeskriminalamt Hamburg als »ungeklärt« oder »nicht natürlich« eingestuft wurden, analysiert. Bei den nicht natürlichen Todesursachen waren bei 31 Wohnungslosen ein verübter Selbstmord und in 74 Fällen eine Intoxikation (Betäubungsmittel, Alkohol, Mischintoxikationen) rechtsmedizinisch nachweisbar. 40 Betroffene verstarben aufgrund eines Unfalls, und vier wohnungslose Männer verstarben durch Unterkühlung.

Das mittlere Sterbealter lag bei 44,5 Jahren. Der Sterbeort war für 136 wohnungslose Menschen (35,1 %) die Straße, für 97 (25,1 %) ein Wohnheim, für 81 (20,9 %) ein Krankenhaus, für 43 (11,1 %) die Wohnung eines Bekannten, Freundes oder Verwandten, für 24 (6,2 %) ein Hotel oder eine Pension und für 6 (1,6 %) ein Zelt oder Wohnwagen.

Auch meine langjährige Erfahrung bestätigt eindeutig die hohe Zahl von Selbstmordversuchen und Selbsttötungen unter der Personengruppe der wohnungslosen Menschen.

In Begleitung des SEK (Sondereinsatzkommando)

Mittlerweile hat Herbert einen Job als Pförtner in dem Heim für wohnungslose Männer, in dem er noch vor Jahren als sogenannter »Übernachter« lebte. Er hat seine frühere Lebenskrise scheinbar gut überwunden. Herbert macht einen zufriedenen Eindruck, hat aber mehrere Krankheiten, die ihn doch sehr belasten. Das Leben auf der Straße hinterlässt eben bei jedem seine Spuren.

Wir kennen uns seit 15 Jahren und respektieren, ja man kann sagen, wir mögen uns. Herbert kommt oft in meine Sprechstunde, obwohl er mittlerweile zu jedem anderen »normalen« Arzt gehen könnte. Er kommt aber lieber zu mir, da wäre er nicht nur eine Nummer, die im Sprechzimmer sitzt.

Es ist ein sonniger Tag im Frühling, ich sitze in einem Café am Volkspark und trinke einen Cappuccino. Eines meiner Lieblingsgetränke. Ich kann den Cappuccino genießen und dabei einfach einmal die Seele baumeln lassen, es ist fast so etwas wie Tai Chi für den Gaumen. Dann geht mein Handy! Ich kenne die Nummer nicht, aber entschließe mich, dennoch den Anruf entgegenzunehmen. Eine sachliche, bestimmte, dominant wirkende Stimme sagt:»Sind Sie Dr. Trabert?« Ich stimme dem zu! »Hier ist das Sondereinsatzkommando der Polizei Mainz, wir benötigen dringend Ihre Hilfe! Sie kennen Herbert S.?« –»Ja!«, bestätige ich. »Sie sind sein Hausarzt und eine Vertrauensperson, wie wir erfahren haben.« –»Ja!«, bestätige ich erneut kurz und irritiert. »Wir sind in der Wohnung von Herrn Herbert S., er droht, sich zu erschießen, und hält sich seit einigen Minuten eine Waffe an die Schläfe! Könnten Sie bitte sofort zu uns kommen?« Ich willige natürlich ein, lege das Geld für den Cappuccino auf den Tisch, laufe zu meinem Auto und fahre, die zulässige Höchstgeschwindigkeit überschreitend, mit eingeschalteter Warnblinkanlage zu Herberts Wohnung.

Dort eingetroffen, nehmen mich sechs SEK-Beamte in Empfang. Sie erläutern mir kurz und bestimmt die Situation. Sie hätten eine Info erhalten, dass in Herberts Wohnung verschiedene Waffen lagern würden. Bei der durchgeführten Hauskontrolle wäre Herbert plötzlich in das Schlafzimmer gerannt, hätte eine Waffe gegriffen, sich an die Schläfe gehalten und damit gedroht, sich zu erschießen. Ob ich mit ihm reden könne? Ich willige ein und versuche, ins Schlafzimmer zu gehen. Die SEK-Beamten halten mich zurück. Ein SEK-Beamter erläutert mir den Grund dafür:»Das ist zu gefährlich, wir können Sie nicht dort allein und ungeschützt hineinlassen. Wir wissen nicht, ob die Zielperson auf Sie schießen wird!« Ich werde zur Schlafzimmertür gebracht, wobei ein SEK-Beamter in voller Einsatzmontur ein Schutzschild vor mich hält.

Ich versuche, mit Herbert zu reden. Er erkennt mich, macht aber einen verwirrten Eindruck. Mehrere SEK-Beamte signalisieren mir, dass ich mit Herbert reden solle. Einfach reden, reden und reden. Ich kenne das aufgrund meiner Notarzttätigkeit. »Talk–Down« ist der Versuch, jemanden in ein Gespräch zu ziehen, um ihn dadurch zu einer Eigenreflexion des angedrohten Verhaltens zu bringen, dazu, sich der Situation bewusst zu werden und rational und vernünftig weiter zu handeln. Damit quasi die befürchtete Tat zu verhindern, eventuell auch nur, um abzulenken, damit die Einsatzkräfte den Betroffenen überwältigen können.

Ich rede also und versuche, Herberts versunkenes Bewusstsein zu erreichen, ihm zu vermitteln, wie wichtig und wertvoll er für mich und viele andere Menschen sei, dass er doch auch wieder einen guten Bezug zu seiner Familie, insbesondere zu seiner Schwester, aufgebaut habe. Ich frage ihn nicht, warum er sich erschießen möchte, warum Waffen bei ihm gefunden wurden.

Ich möchte ihm nur meine Nähe vermitteln. Herbert hält weiterhin die Pistole an seine Schläfe. Während ich rede, fällt plötzlich ein Schuss! Ich erstarre, auch der SEK-Beamte neben mir ist für einen kurzen Moment vollkommen ruhig. Herbert saß so in seinem Bett, dass bei einem erfolgten seitlichen Kopfschuss Blutspuren an der Wand sein müssten. Ich schaue auf die Wand, so auch der SEK-Beamte. Wir scheinen für einen kurzen Moment das Gleiche zu denken, warum sehen wir kein Blut an der Wand? Dann stürmen die Beamten das Zimmer, entreißen Herbert die Schusswaffe und stellen erleichtert fest: »Es ist eine Schreckschuss-Pistole.«

Ich werde diesen Moment, diesen einen Augenblick, der nur wenige Sekunden andauerte, aber wesentlich länger erschien, niemals mehr vergessen. Der Moment, in dem ich geglaubt hatte, ich habe versagt. Herbert hat sich trotz all deinem Reden erschossen. Und dann diese

Irritation, die scheinbar auch den neben mir stehenden SEK-Beamten beschäftigte, warum ist kein Blut an der Wand, und schließlich die erleichternde Erkenntnis der Schreckschuss-Pistole, Herbert lebt!

Ich untersuche im Beisein des SEKs in meiner Funktion als Arzt den scheinbar suizidal gefährdeten Menschen. Herbert ist weiterhin verwirrt und erklärt sprachlich deutlich verlangsamt, er könne sich an nichts erinnern und was die vielen Polizisten hier tun würden. Ich bitte darum, Herbert etwas Gesüßtes zum Trinken zu geben. Herbert ist insulinpflichtiger Diabetiker, und ich weiß aufgrund meiner notärztlichen Erfahrung, dass eine Unterzuckerung zu paranoiden Wahnvorstellungen, Halluzination, zu abnormem Verhalten führen kann. Herberts Blutzuckerspiegel ist zu niedrig. Nach dem Zuführen von Zucker wird er zunehmend orientierter, und seine Sprache normalisiert sich. Schließlich ist er bewusstseinsklar und orientiert. Er distanziert sich glaubhaft von dem, was wir ihm schildern. Er wolle sich nicht selbst töten, das wäre ja absolut verrückt. Die Waffen sind bis auf ein altes Gewehr ausschließlich Schreckschuss-Pistolen oder Gewehre. Er muss das alte Gewehr abgeben und erhält ein Bußgeld.

Herbert stirbt fünf Jahre später an seinen vielen Erkrankungen. Es kam nach diesem Ereignis nie wieder zu einem Selbstmordversuch.

Das Gefrierschutzmittel

Manuel ist ein einfacher, liebenswerter Mensch. Wir würden es wohl als Minderbegabung bezeichnen, was immer dies eigentlich auch bedeuten mag.

Er lebt mit seinem Hund Pauli zurückgezogen in einem Verschlag einer alten Festungsmauer. Manuel trinkt, gerade um die Weihnachtszeit, wieder sehr viel Alkohol. Den Kontakt zur Familie hat er abgebrochen. Er ist oft sehr traurig, weinerlich, vielleicht sogar depressiv. Aber er möchte nicht reden, er möchte keine Hilfe, er will für sich sein.

Ich werde von der Intensivstation der Universitätsklinik informiert, dass sie einen wohl wohnungslosen Patienten in bewusstlosem Zustand aufgenommen hätten. Der Rettungsdienst habe ihn vor vier Stunden gebracht. Ob ich kommen könnte, um ihn zu identifizieren, falls ich ihn kennen würde.

Ich kenne den jungen Mann, der beatmet, künstlich ernährt und über mehrere Perfusionen und Infusionen mit lebenserhaltenden Medikamenten versorgt wird. Es ist Manuel! Was war geschehen? Wie mir der Stationsarzt mitteilt, hatte Manuel scheinbar Gefrierschutzmittel getrunken, es wäre zu einer Atemlähmung gekommen und man wisse nicht, ob dies zu bleibenden Schäden geführt habe. Ob er diese gefährliche Flüssigkeit bewusst oder versehentlich getrunken habe, könne man nicht sagen. Manuel liegt im Koma!

Unsere Sozialarbeiterin und ich besuchen Manuel mehrmals in der Woche. Er ist uns beiden sehr wichtig geworden, wie man so schön sagt: »ans Herz gewachsen«. Wir reden mit ihm, ich streichele seine Hand und seinen Kopf. Er könnte vom Alter her mein Sohn sein. Unsere engagierte Sozialarbeiterin liest ihm Genesungskarten seiner Kumpels vor. Wir erzählen ihm Geschichten, die wir drei gemeinsam erlebt haben. Wir schauen ihm in die leeren Augen. Die behandelnden Ärzte vermitteln uns erneut, dass sie befürchten, dass es keine Heilungschance gibt. Wir geben nicht auf. Wir möchten den Tod dieses Menschen nicht akzeptieren. Unsere Sozialarbeiterin nimmt Kontakt zu seinem Bruder und dessen Frau aus Dresden auf. Drei Tage später steht die Familie an Manuels Krankenbett. Wir besorgen Kopfhörer und spielen ihm Musik, die er mag, vor. Unsere Sozialarbeiterin stellt Bilder zusammen, rahmt sie, so dass er sie auf seinem Esstisch sehen kann. So geht dies fast drei Monate. Wir lassen nicht los, wir geben nicht nach, wir glauben an das Leben in Manuel. Und dann haben wir plötzlich das Gefühl, dass er uns ansieht, dass seine Augen nicht mehr leer sind. Die Pflegekräfte halten uns mittlerweile wohl für etwas verrückte, an Wunder glaubende, naive, mit einem Helfersyndrom ausgestattete, Bezugspersonen Manuels. Es ist uns egal!

Dann passiert es wirklich! Wir reden mit ihm, er kann mittlerweile selbstständig atmen, aber er hat bisher immer noch kein Wort gesprochen. Manuel schaut uns an. Er schaut zu unserer Sozialarbeiterin, er schaut zu mir und sagt schließlich: »Doc Trabi, du bekommst noch 10 Euro von mir.« Meine Mitarbeiterin und ich müssen laut lachen. Manuel befindet sich wieder unter den Lebenden, und das Erste, woran er denkt, sind seine Schulden. So ist Manuel eben!

Was bleibt, ist natürlich die Frage, ob Manuel sein Leben beenden wollte oder es ein Versehen war. Er gibt uns mit seiner liebevollen, wenn auch häufig chaotischen Naivität klar zu verstehen, er hätte gedacht, da sei ja auch Alkohol drin in diesem Gefrierschutzmittel, und das müsse man doch auch trinken können. Irgendwie ist diese Aussage erleichternd und zugleich beängstigend.

Wir werden weiterhin für ihn da sein und er für uns, denn er ist ein äußerst hilfsbereiter Mensch.

Gut zu wissen: Die Versorgungssituation von EU-Bürgern insbesondere aus Osteuropa

Zunehmend stellen wir in der Wohnungslosenhilfe ein gravierendes Versorgungsdefizit fest. Besonders Menschen, die arbeitssuchend aus Osteuropa (insbesondere Polen, Rumänien, Bulgarien, Ungarn) im Rahmen der europäischen Freizügigkeitsregelung nach Deutschland kommen, finden kein dauerhaftes sozialversicherungsrechtliches Arbeitsverhältnis.

Nach dem im Dezember 2016 verabschiedeten »Gesetz zur Regelung von Ansprüchen ausländischer Personen in der Grundsicherung für Arbeitsuchende nach dem Zweiten Buch Sozialgesetzbuch und in der Sozialhilfe nach dem Zwölften Buch Sozialgesetzbuch« besitzen Menschen ohne dieses Arbeitsverhältnis keinen Anspruch auf soziale Transferleistungen. Weder Übernachtungskosten in der Wohnungslosenhilfe können somit refinanziert werden, noch besteht die Verpflichtung zur Aufnahme in der gesetzlichen Krankenversicherung. Daraus resultiert, dass die Menschen schutzlos im Freien, in Tiefgaragen, Parks und sonstigen Stellen meist in größeren Städten Deutschlands auf der Straße leben. Aufgrund dieser Lebenssituation leiden zahlreiche betroffene Menschen unter multiplen Erkrankungen, immer häufiger wird von Todesfällen berichtet. Im Winter kommt es gerade bei diesem Personenkreis immer wieder zu gravierenden Erfrierungen, nicht selten müssen die entsprechenden Extremitäten amputiert werden.

Beerdigungszeremonie vor und nicht in der Kapelle

Der 57-jährige Ivan aus Rumänien lebte mit kurzen Unterbrechungen seit etwa 20 Jahren in Deutschland. Er hatte mehrere längere Beschäftigungen und leistete dabei häufig schwere körperliche Arbeit, jedoch ohne offizielle sozialversicherungsrechtliche Anmeldung. Er wurde als Schwarzarbeiter angestellt und ausgenutzt. 2004 starben seine Frau und zwei seiner drei Kinder in Madrid durch den islamistisch motivierten Terroranschlag auf die Bahn.

Ein Krankenhaus stellte bei ihm Anfang 2015 die Verdachtsdiagnose auf ein Lungenkarzinom und bat mich, den Patienten weiter zu betreuen, da er aufgrund eines fehlenden Krankenversicherungsschutzes im Krankenhaus nicht weiterbehandelt werden könne. Ich war irritiert und fragte ungläubig nach: »Was meinen Sie damit, der Patient sei nicht versichert, und Sie würden ihn deshalb nicht behandeln? Der Mann hat eine Krebserkrankung, wenn er nicht therapiert wird, entspricht das einem Todesurteil! Was soll ich jetzt tun?« Die Antwort: »Sie sind doch dafür zuständig!« – »Zuständig für was?«, erwiderte ich. »Zuständig für diese Fälle!« Der Dialog setzte sich dann noch etwas konfrontativer fort.

Jobcenter und Sozialamt lehnten eine Versicherung des Patienten ab, und mir wurde mitgeteilt, es würden keinerlei Kosten übernommen, auch nicht für die Übernachtung in einer Unterkunft für Wohnungslose. Der Patient hätte also vom Krankenhaus direkt auf die Straße entlassen werden sollen. Die Diagnose eines Lungenkarzinoms sowie einer arteriellen Verschlusskrankheit war zwischenzeitlich nochmals vom Krankenhaus bestätigt worden. Ich informierte meinen Verein Armut und Gesundheit in Deutschland (A&G) und bat die anderen Vorstandmitglieder, dafür zu votieren, die Kosten für die medizinische Versorgung des Patienten sowie für die Übernachtung in dem Wohnheim zu übernehmen. Zumindest die »Kosten« für eine erste Behandlung und weitere Diagnostik, um die Krebsdiagnose definitiv zu verifizieren – der Mann benötigte zudem eine adäquate Schmerztherapie (eine Morphin-Therapie, also betäubungsmittelpflichtige Medikamente). Die Finanzierung einer solchen dringend notwendigen Therapie ist im derzeitigen deutschen Gesundheits- und Sozialversorgungssystem über die offiziellen Wege nicht möglich. Eine solche reale Leidensgeschichte passt nicht in unser bürokratisches System. Also, darf sie nicht sein! Fakten und Daten, menschliches Leid spielen dabei keine Rolle. Wer keine Krankenversicherung hat, ist verloren. Rechtlich akzeptiertes Sterben-Lassen. Auf die Menschenrechte bezogen ein Skandal, eine eindeutige Menschenrechtsverletzung.

Schließlich ergaben zahlreiche Gespräche, dass das Wohnheim sowie Armut und Gesundheit e.V. die Kosten für die Unterbringung übernehmen würden und »mein Verein« die zusätzlichen Behandlungskosten des Patienten, da er zudem aufgrund einer Lungenentzündung zwischenzeitlich stationär behandelt werden musste. Da die Diagnose letztendlich nur eindeutig durch eine bronchoskopische und histologische Untersuchung gestellt werden konnte, übernahmen wir auch diese Kosten. Bei einem Lungenkrebs ist es für die Prognose entscheidend, ob es sich um ein sogenanntes kleinzelliges oder großzelliges Karzinom handelt. Denn Patienten mit einem großzelligen Lungenkrebs können häufig noch kurativ operiert werden, d. h., sie können vollkommen geheilt werden. Bei einem kleinzelligen Lungenkrebs ist dies fast nie der Fall. Und tatsächlich, die histologische Untersuchung ergab den Befund eines großzelligen Krebses mit Aussicht auf eventuelle Heilung, wenn der Patient schnellstmöglich operiert würde.

Um dies einleiten zu können, müssen jedoch kostspielige weitere diagnostische Verfahren wie MRT sowie PET CT-Untersuchungen durchgeführt werden. Die Organisation dieser dringend notwendigen Untersuchungen gestaltete sich – man ahnt es – äußerst schwierig, da lediglich A&G als Kostenerstatter in Frage kam. Nach Kostenzusage durch uns erfolgten schließlich diese notwendigen Sreening-Untersuchungen, danach sollte die medizinische Situation im Tumorboard des Krankenhauses, ein Besprechungsforum bezüglich der Behandlung von Krebspatienten, besprochen werden. Zentrale Frage in diesem Fachgremium: Wie kann eine etwaige (lebenserhaltende!) Operation finanziert werden, denn die Behandlungskosten gehen in die Tausende Euro? Das Ergebnis brachte leider keine Initiative, eine Therapie einzuleiten, obwohl die Notwendigkeit einer Operation eindeutig formuliert war.

Ich nahm daraufhin Kontakt zu der Ethikkommission der Uni-Klinik auf, erläuterte, bat und moralisierte. An sich ein Skandal, dass man, dass wir so um eine Behandlung dieses Menschen in unserem reichen Deutschland betteln müssen. Dann kommt die erlösende Mitteilung der Uni-Klinik, sie sind bereit, die OP-Kosten zu übernehmen. Das alles benötigte viel Zeit. Auch hier wieder Zeit, die der Patient angesichts dieser Diagnose eigentlich nicht hatte. Der Patient muss zur Operationsvorbereitung in die Thoraxchirurgie der Uni-Klinik zu einem Vorbesprechungstermin. Erschütternde und ernüchternde Erkenntnis: Eine Operation ist nach den wiederum erfolgten Voruntersuchungen nicht mehr möglich, der Tumor ist mittlerweile zu groß. Zusätzlich wird eine Knochenmetastasierung festgestellt.

Wir sind alle fassungslos und frustriert. Ivan ist am Boden zerstört. Die Klink empfiehlt aufgrund der Knochenmetastasen eine palliative Bestrahlung, um zugleich die starken Schmerzen etwas lindern zu können. Es folgt natürlich als Nächstes wiederum die Frage und die damit verbundene Herausforderung: Wer übernimmt die Kosten für diese Bestrahlungstherapie? Wiederum recherchiere ich, initiiere Gespräche und vereinbare Termine. Und wiederum bin ich maßlos enttäuscht und wütend. Sowohl die Kommune Mainz als auch das Land Rheinland-Pfalz sehen keine Finanzierungsmöglichkeit. Es gibt keine gesetzlichen Bestimmungen im so bürokratisch durchstrukturierten Deutschland, die diesem todkranken Menschen helfen. Rechtlich und juristisch legitimiertes Sterben, Sterben mit Schmerzen, das ist in solchen Fällen, und dies sind keine Einzelfälle, die bittere Realität im reichen Deutschland.

Irgendwann dann doch ein Hoffnungsschimmer. Nach wochenlangen Gesprächen mit verschiedensten Institutionen und Vereinen findet sich ein privater Kostenträger, der die Knochenmetastasen-Bestrahlung finanzieren würde. Wieder vereinbaren wir ein Vorgespräch in der Strahlentherapie-Ambulanz der Uni-Klinik.

Doch die Geschichte von Ivan nimmt kein gutes Ende! Noch vor der Therapie der schmerzhaften Knochenmetastasen verstirbt der Patient im Wohnheim.

Ivans Leidensgeschichte ist hier zwar zu Ende, aber nicht die Ausgrenzungsgeschichte. Die Beerdigung dieses Mannes, der mir so sehr ans Herz gewachsen war, dem ich nicht wirklich hatte helfen können, obwohl er eine Chance auf ein Leben gehabt hatte, findet als Urnenbestattung statt. Die Gedenkfeier – wir sind nur fünf Personen – wird *vor* der Kapelle des Friedhofes vorgenommen. Mitten in der Andacht, es platzt förmlich aus mir heraus, stelle ich die Frage: »Warum sind wir nicht in der Kapelle? Ivan gehörte doch der christlich-orthodoxen Glaubensgemeinschaft an?« Die Antwort eines Vertreters der katholischen Kirche: »Das hätte doch auch wieder Geld gekostet.«

Ich bin sprachlos, wütend und traurig. Selbst im Tod blieb Ivan ausgegrenzt.

Lebensrettung durch ein Kind

Krzystof ist ein zurückhaltender, wortkarger 42-jähriger, freundlicher Mann aus Polen. Er hatte immer wieder zeitlich begrenzte Anstellungen, leider oft auch ohne offizielles Arbeitsverhältnis, wodurch er kein Anrecht auf Sozialleistungen besitzt. Die Wohnheime bieten lediglich eine kurzzeitige Übernachtung an, keine längerfristige, auch nicht im Winter. Zugegebenermaßen ist dafür das Fehlen entsprechender Versorgungsstrukturen und Richtlinien auf EU-Ebene mit verantwortlich. Die Kommunen werden mit diesem Problem allein gelassen. Aber darf eine Kommune bei einer solchen Gefährdung von Menschen sich einfach aus der Verantwortung stehlen? Es ist vielleicht konform mit den europäisch-bürokratischen Rechtsbestimmungen, aber mit Sicherheit nicht mit den

Menschenrechten. Ich problematisiere diese Notlage der wohnungslosen Menschen immer wieder, auch öffentlich und auch kontrovers, mit den Verantwortlichen der Kommune, des Bundeslandes, des Staates, selbst auf EU-Ebene.

Es ist wieder ein schneereicher Winter mit eisigen Nächten. K. hat nicht das Geld, um die Miete für ein eigenes kleines Apartment zu bezahlen. Er muss also versuchen, im Freien zu überleben. Ein Ort, wo dies auch im Winter bei einigermaßen erträglichen Temperaturen möglich ist, sind Tiefgaragen. Allerdings – wie gesagt – um den Preis einer benzin- und dieselgetränkten Luft. So übernachtet auch K. in der Rathaustiefgarage. Ich besuche ihn dort regelmäßig. Bringe ihm einen winterfesten Schlafsack, eine Isomatte, Socken und lange Unterwäsche. K. spricht wie gewohnt nicht viel. Ich bemerke allerdings, dass er wieder mehr Alkohol konsumiert. Alkohol ist gerade im Winter ein wichtiger Wärmespender, aber auch ein Mittel, um die Realität zu verdrängen. Zudem ist Alkohol ein permanentes Gefahrenpotenzial. Gefährlich deshalb, gerade der von vielen polnischen Mitbürgern geliebte und gewohnte hochprozentige Wodka, weil es dabei zu einem lebensgefährlichen Blutzuckerabfall, zu epileptischen Krampfanfällen und zum Aussetzen der Atmung kommen kann. Ich versuche, dies immer wieder mit ihm zu besprechen, ihn für dieses Gefahrenpotenzial zu sensibilisieren. Dann geschieht es! Das, wovor ich große Angst hatte. K. wurde in der Tiefgarage leblos vorgefunden. Er wurde reanimiert und liegt jetzt auf der Intensivstation der Uni-Klinik.

Eine Frau nimmt Kontakt mit mir auf, da sie weiß, dass ich mich um die obdachlosen Menschen als Arzt kümmere. Sie berichtet mir von den Ereignissen in der Tiefgarage einige Tage zuvor. Sie parkte dort und kam gerade mit ihrer elfjährigen Tochter von einem Stadtbummel zurück. Ihre Tochter Arnika sah einen Mann zwischen den geparkten Autos scheinbar regungslos liegen. Sie drängte ihre Mutter, nach dem Mann zu schauen. Nach einigem Zögern und Bedenken der Mutter, dass diese Person eventuell nur betrunken sei, folgte sie dann doch dem Drängen ihrer Tochter. Sehr schnell stellte die Mutter dann fest, dass es K. wohl sehr schlecht geht. Sie informierte sofort den Notarzt, der nach nur wenigen Minuten eintraf. Die Rettungskräfte stellten einen Kreislaufstillstand fest. Sofort wurden die Wiederbelebungsmaßnahmen eingeleitet. Puls und Atmung kehrten wieder in den Körper von K. zurück. Dennoch bleibt die Frage, ob es aufgrund des Sauerstoffmangels zu bleibenden Schäden gekommen ist. Die mutige elfjährige Arnika hat mit ihrer Aufmerksamkeit und ihrer Beharrlichkeit K. das Leben gerettet. Ich bitte die Mutter, Arnika dies in meinem Namen zu sagen, und lade sie zu einem Treffen ein.

Die Nachrichten auf der Intensivstation sind aber weiterhin nicht gut, K. kann immer noch nicht selbstständig über einen längeren Zeitraum atmen. Kam es also doch zu einem Hirnschaden? Wir bangen und hoffen, dass dies nicht der Fall ist. Ich wende mich erneut über verschiedene Medien an die Öffentlichkeit, weil mich die Ignoranz und Arroganz der Behörden diesen lebensbedrohlichen Situationen der betroffenen Menschen gegenüber wütend macht. Der »Fall« wird zunehmend öffentlich diskutiert. Es kommt zu sehr kontroversen Statements zwischen dem Sozialdezernenten der Stadt und mir. Dies gipfelt schließlich in Behauptungen des Sozialdezernenten, dass Alkohol wohl die Ursache für den Kreislaufstillstand gewesen sei und der Fall hochgespielt würde. Unverschämt und anmaßend. Die Fakten sprechen eine andere Sprache: Der Patient war klinisch tot, seine Körpertemperatur lag bei 31,7 °C, als er in der Rathaustiefgarage aufgefunden wurde, sein Blutzuckerspiegel bei 20 mg/dl, was eine lebensbedrohliche Unterzuckerung darstellt, und der Blutalkoholspiegel bei 0,53 Promille, also nur leicht erhöht. Diagnose vor Ort: Kardiopulmonale Reanimation über ca. 18 Minuten bei Asystolie, das bedeutet, dass keine Herzaktion im EKG zu sehen war, aufgrund einer Hypothermie (Unterkühlung) und Hypoglykämie (Unterzuckerung). Herr K. wird also auch noch im »Nachhinein« von einem Repräsentanten der Stadt diskriminiert und stigmatisiert.

Nach drei Wochen die Erlösung! Während eines Besuches auf der Intensivstation öffnet K. die Augen und sagt: »Hallo, Doc Trabert, was machst du denn hier?« Wir lächeln gemeinsam. Noch mal dem Tod von der Schippe gesprungen, denke ich. Wie geht es mit K. jetzt weiter, ist mein nächster melancholischer Gedanke. Er wird von der Uni-Klinik Mainz zur Nachbetreuung in ein Krankenhaus in Dieburg verlegt. Danach in eine Rehaklinik und schließlich in die Pflegestation der Einrichtung Haus Schernau in der Pfalz. Nach all diesen Ereignissen hat man sich, etwas spät in meinen Augen, sehr intensiv um diesen Menschen gekümmert. Es bleibt die entscheidende Frage: Warum erst so spät?

Exkurs: Emotionalität versus Rationalität

Emotionalität ist notwendig, um zu kreativen Lösungen zu kommen. Leider haftet der angeblich »weiblichen« Emotionalität viel zu häufig das Stigma der fehlenden Professionalität, der Naivität, Subjektivität und Unwissenschaftlichkeit an. Dagegen wird die »männliche« Rationalität mit Werten wie Wissenschaftlichkeit, Souveränität und Objektivität gleichgesetzt. Rationales Lernen beherrscht unsere Schulen und Universitäten. Emotionales Lernen wird dagegen oft vernachlässigt. Was spricht eigentlich gegen eine Politik, die ihre Basis in ihrem emotionalen Engagement hat? Wir brauchen wieder eine neue (oder ist es die alte? Kant, Habermas) Streitkultur, die Ungerechtigkeiten benennt, Alternativen, Verbesserungs- und Veränderungsmöglichkeiten fordert, entwickelt und diskutiert und deren praktische Umsetzung einklagt. Studienergebnisse und Erkenntnisse führen derzeit scheinbar nur sehr zögerlich zu einem Umdenken in Politik und Öffentlichkeit im Hinblick auf die Versorgung benachteiligter Menschen. Wir brauchen eine inhaltliche Wende, in der Begriffe wie soziale Gerechtigkeit, Wertschätzung, gerade den Menschen am Rande dieser Leistungsgesellschaft gegenüber, und individuelle und gesellschaftliche Verantwortung ihren Platz haben. Dies bedeutet auch, gesetzliche Bestimmungen kritisch zu hinterfragen. Abbé Pierre, französischer Geistlicher, der u. a. die Emmaus-Bewegung gründete, sagte einmal:»Habe Respekt vor Gesetzen, wenn diese respektvoll in der Anwendung für die Menschen sich zeigen.«

Haltung ist gefragt!

Die Sehnsucht nach den Störchen in Masuren

Grzegorz, genannt Gregor, kam aus dem »Land der 1000 Seen«, aus Masuren in Polen. Masuren liegt im Norden Polens und gehörte früher zu Ostpreußen. Die Region zählt mit ihren malerischen Seen und weiten Feldern wohl zu einer der schönsten und grünsten Landschaften Europas. Es ist ein Naturparadies, das durch seine Ursprünglichkeit und Ruhe beeindruckt. Genau dort besaß Gregor ein kleines Häuschen, ohne Heizung, aber dafür mitten in der Natur. Er führte, wie er immer sagte, ein ganz normales polnisches Leben am Ende der Welt, das von Alkohol begleitet wurde. Dies wäre normal für Polen gewesen, sei es oft auch jetzt noch. Gregor arbeitete in Masuren als Nebenerwerbslandwirt in einer Fabrik. Er hatte eine polnische Krankenversicherung, denn im polnischen Sozialismus hatten alle eine Arbeit und waren auch sozialversichert. Nach der polnischen Revolution durch die Geschehnisse um die Gewerkschaft *Solidarność Walcząca* wurde das Leben freier, aber auch selbstständiger, d. h., jeder musste mehr aus Eigeninitiative für sich und die Familie sorgen. Bei diesem gesellschaftlichen Umbruchprozess verlor Gregor seine Arbeit, da die Fabrik, in der er beschäftigt war, geschlossen wurde. Er hatte es trotzdem geschafft, in den letzten sechs Jahren abstinent zu bleiben.

Um die Familie finanziell abzusichern, geht Gregors Ehefrau nach Deutschland und pflegt, wie so viele polnische Frauen, Ehefrauen und Mütter, pflegebedürftige ältere Menschen in einem fremden Land. Gregor leidet darunter, nicht mehr der Ernährer seiner Familie, mit seinen vier Kindern, zu sein. Dies nagt an seinem Selbstwertgefühl. Auch, dass seine Frau lange Zeitperioden nicht bei ihm zuhause in Masuren lebt. Die Folge dieser Frustrationen ist dann leider wieder das Betäuben mit Alkohol. Gregor versucht sein Arbeitsglück in Deutschland. Mit einer Gruppe von Landsleuten arbeitet er für einen Kleinunternehmer. Er renoviert und gestaltet kleinere Verkaufsläden, dies macht er fünf Jahre lang. Wie so oft mit Arbeitskräften aus Osteuropa, wird Gregor ausgebeutet, da der Kleinunternehmer ihn nicht sozialversicherungsrechtlich angemeldet hat. Gregor weiß gar nicht, dass er »Schwarzarbeit« leistet. Die Aufträge gehen schließlich zurück, und er verliert seinen Job. Gregor beginnt wieder, exzessiv zu trinken. Eine Freundin seiner Ehefrau erfährt dies und berichtet ihr davon. Konsequenz: Gregors Ehefrau lässt sich von ihm scheiden. Konsequenz: Gregor trinkt noch mehr, um seine Enttäuschung, seine Frustration zu verdrängen, um irgendwie psychisch zu überleben. Dies alles wirkt sich auf seine psychische Gesundheit aus. Er zieht sich immer mehr zurück, wird depressiv. Gregor hat schließlich überhaupt keinen Kontakt mehr zu seiner geschiedenen Ehefrau und seinen vier Kindern, worunter er immer gelitten hat, wie er mir in vielen Gesprächen vermittelt.

Eine sehr sensible Fernsehjournalistin drehte einen 30-minütigen Film über Gregor und den Bezug zum »Doc vom Arztmobil«. Gregor und ich entwickelten eine sehr enge Beziehung zueinander. Die Dreharbeiten begannen im Winter, als ich Gregor notfallmäßig ins Krankenhaus einweisen musste, da er Erfrierungen dritten Grades an beiden Vorderfuß-Bereichen hatte. Er bekam sämtliche

Zehen amputiert, sonst hätte ihn die schon eingetretene Infektion, die den ganzen Körper mittlerweile angegriffen hatte, getötet. In diesem Film, der sich mit der Situation von arbeitssuchenden polnischen Mitbürgern und deren Wohnungslosigkeit beschäftigt, wird die brutale Lebensrealität Gregors gut wiedergegeben. Die Resonanz nach Ausstrahlung dieses Films war sehr groß. Zahlreiche, von Armut betroffene Menschen schrieben mir von ihren dramatischen und oft auch tragischen Erfahrungen mit unserem Gesundheitssystem.

Die Behandlung und medizinische Nachbetreuung sowie die Wohnraumunterbringung Gregors gestaltete sich sehr schwierig. Wie so oft in solchen »Fällen« stand die Frage der Finanzierung im Zentrum aller Bemühungen und Behandlungen. Weiterhin wurde vom Sozialamt sowie vom Jobcenter auch hier keine finanzielle Unterstützung gewährt.

Es wurden auch keine Übernachtungskosten gezahlt, auch nicht im Winter, so dass Gregor quasi gezwungen war, im Freien zu übernachten. Die Wohnheime bieten lediglich eine kurzzeitige Unterbringung an, keine längerfristige, auch nicht im Winter, denn die Kosten dafür werden von keiner Stelle übernommen. Man könnte auch sagen, und ich neige immer öfter dazu, dass die Erfrierungen an seinen Füßen auch ein Resultat einer unmenschlichen Praxis unserer Sozialbehörden darstellen. Diese kommunale Praxis ist, wie schon beschrieben, auch ein Ergebnis einer verfehlten und lückenhaften europäischen Sozialpolitik. Die europäischen Grenzen zu öffnen, ist der richtige Weg, aber dann muss man auch in Brüssel für ein funktionierendes soziales Versorgungsnetz grenzübergreifend sorgen. **189**

Das Leben auf der Straße bedeutet immer, auch Gewalt und Diebstahl ausgesetzt zu sein. Mehrfach wurden Gregor sein weniges Geld und seine Ausweispapiere gestohlen. Einen neuen Ausweis zu beantragen, die Formalien zu erfüllen, die Antragsformulare richtig auszufüllen, bedeutete für ihn immer eine Überforderung. Unsere Sozialarbeiterinnen halfen ihm dabei, dann klappte es in aller Regel, aber es war ein langwieriger mühsamer Akt.

Gregor erzählte mir einmal von seinen Erfahrungen auf der Straße: »Auf der Straße schauen die Menschen dich an, sie schauen dich so an, als wärst du ein Nichts. Die Leute gingen an mir vorbei, sie sagten, dass ich arbeiten gehen soll, manche haben mir vorgeworfen, ein Teil der Bettelmafia zu sein, und andere wiederum traten meinen Geldbecher einfach weg, wie einen Fußball. Manchmal wollten die Kassiererinnen im Einkaufsmarkt mein Geld nicht annehmen, weil meine Hände zu dreckig waren. Viele werden auf der Straße geschlagen oder angespuckt, ich kann froh sein, dass mir so etwas nicht passiert ist.«

Unsere polnische Dolmetscherin berichtete uns von seiner tiefen Sehnsucht, endlich wieder in Masuren, in seiner Heimat, zu sein und die Störche dort über den Sümpfen und Seen zu beobachten. Wenn er von seiner Heimat erzählt habe, wären immer auch Tränen geflossen. Es wäre so schön gewesen, ihm bei seinen Schilderungen zuzuhören. Aber Gregor hatte auch Angst vor einer Heimkehr. Angst deshalb, weil die, die zurückkommen und mittellos sind, die Verlierer schlechthin sind. Sie haben es nicht geschafft im Westen, und das bedeutet einen Makel, der ewig an ihnen haften wird.

Nach der Amputation seiner Vorderfüße war der kontinuierliche Verbandswechsel sehr wichtig und entscheidend im Hinblick auf das Verheilen der Amputationsstümpfe. Unsere Krankenschwester Susanne kümmerte sich liebevoll und mit sehr, sehr viel Geduld um unseren chaotischen »Wundpatienten«. Unsere polnische Dolmetscherin, die sehr engagiert ist und uns stundenweise hilft, damit wir mit unseren polnischen Patienten kommunizieren können, ist ebenfalls eine empfindsame und geduldige Frau. Sie sagte damals zu uns: »Er versteht, um was es da geht! Ist eben aus dem Leben gefallen, wie so viele in der neuen Zeit. Er hat versprochen zu kommen und auch die Füße nicht nass zu machen. Susanna hat es ihm wunderbar erklärt, sie ist ein Engel.«

Wir besprachen mit Gregor die weitere Zukunft. Er war damals erst 55 Jahre alt, mit 60 Jahren hätte er in Polen eine kleine Rente bekommen, hätte in seinem kleinen Häuschen leben, sein Gärtchen bestellen und den Störchen in seiner Heimat zuschauen können.

Um ihn besser behandeln zu können und ihn damit auch von der Straße herunterzuholen, nahmen wir ihn in das kurzfristig frei gewordene Krankenzimmer in unserer Ambulanz auf. Er fühlte sich dort sehr schnell sehr wohl. Es war warm, wir organisierten das Essen und die tägliche Wundpflege. Zudem besprachen wir die Modalitäten für seine Rückkehr nach Masuren zu den Störchen.

Doch es kam alles ganz anders. Gregor musste in seiner letzten Nacht eine heftige Blutung in den Magen-Darmbereich erlitten haben. Der Alkohol hatte seine Spuren in der Leber und im Magen hinterlassen. Leider kommt es bei dieser Kombination immer wieder zu heftigen Blutungen. **191**

Ich fand ihn morgens blutüberströmt in seinem Bett auf. Er atmete schwer. Dann setzte seine Atmung aus, und sein Herz hörte auf zu schlagen. Ich legte ihn schnell auf den Boden, um mit der Reanimation zu beginnen. Parallel rief ich mit meinem Handy die ärztliche Notrufnummer an. Ich führte eine Atemspende und Herzdruckmassage durch. Die Rettungskräfte kamen zügig zu uns und setzten die Wiederbelebung fort. Nach 30 Minuten entschieden wir gemeinsam, dass es keinen Sinn mehr hatte, keine eigene Spontanatmung, keine Herzaktion war auf dem Monitor zu sehen, auch Puls und Augenreaktion zeigten kein Leben mehr an. Gregor war tot!

Es war und bleibt für mich einer der schlimmsten Tage in all der Zeit, in der ich mich um wohnungslose Menschen bemühte und bis heute bemühe. Gregor war ein Teil von mir geworden. Ich werde nie seine Worte vergessen: »Doc, du bist wie ein Bruder zu mir!« Genauso fühlte ich mich damals auch! Wie jemand, der seinen Bruder verloren hatte.

In Erinnerung an Gregor organisierten wir in den Räumen der Teestube, in der er so oft war und die in unmittelbarer Nähe unserer Ambulanz liegt, eine Gedenkfeier. In der Einladung zu dieser Gedenkfeier sowie in einer Todesanzeige schrieben wir: »Wir trauern um Gregor, unseren liebenswerten, humorvollen, starken, aus Polen stammenden wohnungslosen Patienten. Wir trauern aber auch um eine in unserer Gesellschaft verloren gegangene Hilfe und Fürsorge für wohnungslose Menschen. Gregor verstarb am 5. Dezember, im Alter von 55 Jahren, in unserer Krankenwohnung. In dieser Wohnung verbrachte er die letzten Wochen seines leidvollen Lebens. Ein Leben geprägt von Zerrissenheit, dem Versuch, in Deutschland die finanziellen Einkünfte zur Unterstützung seiner Familie zu erarbeiten. Dabei wurde er immer wieder mit der täglichen Realität konfrontiert, keine angemeldete Arbeit zu finden, ausgebeutet zu werden und in dieser Situation keinen Anspruch auf eine sozialstaatliche Unterstützung zu erhalten. Am Montag, den 9. März, um 12.30 Uhr möchten wir und alle, die Gregor auf seinem Weg begleitet haben, in einem würdevollen Rahmen von ihm Abschied nehmen.«

Gregor wurde in seiner geliebten Heimat in Masuren im Kreise seiner Familie beerdigt. Es wird erzählt, dass während der Beerdigungszeremonie Störche über den Friedhof flogen. Ich werde Gregor nie vergessen!

Exkurs: »Empört Euch!«

Stéphan Frédéric Hessel, der mit 95 Jahren im Jahre 2013 verstarb, wurde in Berlin geboren, war französischer Staatsbürger und Diplomat, Lyriker, politischer Aktivist und Résistance-Mitglied, der das Konzentrationslager Buchenwald der Nazis überlebte. Er war 1946 Büroleiter des UN-Vize-Generalsekretärs Henri Laugier und aufgrund dieser Position Mitverfasser der Menschenrechtserklärung der Vereinten Nationen (1948). Er hat im weisen Alter von 92 Lebensjahren die bemerkenswerte Streitschrift »Empört Euch!« im Jahre 2010 verfasst. In dieser Streitschrift kritisiert Hessel den Umgang mit armen Menschen in der Mitte Europas. Dies tut er, indem er die gezielte Unterdrückung, den Verlust an Menschenrechten beanstandet und die Macht des Finanzkapitalismus anprangert. Er schließt mit den

Worten: »Neues schaffen heißt Widerstand leisten. Widerstand leisten heißt Neues schaffen.«

Wir sollten uns alle empören, wie mit sozial benachteiligten Menschen in unserer Gesellschaft umgegangen wird, wie über deren Lebenssituation unzureichend, teilweise Fakten ignorierend und Zusammenhänge negierend berichtet wird. Fangen wir an Widerstand zu leisten gegenüber einer unsozialen, ungerechten Politik, uns konstruktiv und konsequent zu empören, in Solidarität mit und Beteiligung von betroffenen Menschen. Stéphane Hessel: »Macht euch klar, was euch stört und empört, und dann versucht herauszufinden, was ihr konkret dagegen unternehmen könnt.«

Vergessen wir bei all den Argumenten nicht die Bedeutung des sogenannten »sozialen Friedens« in einer Gesellschaft. Die Bedeutung für das Miteinanderumgehen, aber auch für die wirtschaftliche Potenz eines Staates. Und gerade das bundesrepublikanische Wirtschaftswunder beruht auf der sozialen Marktwirtschaft. Dies sollte auch oder gerade im Zusammenhang mit der Entstehung und Verfestigung von Armut in diesem reichen Land Berücksichtigung finden.
Haltung ist gefragt!

Und wo bleibt die ärztliche Ethik?

Die Lebensgeschichten wiederholen sich. Alex kommt aus Ungarn, er hat in Deutschland gearbeitet, dann aber leider wie so viele während der Banken- und Wirtschaftskrise den Job verloren. Scham, Frustration, Selbstzweifel ebneten den Weg in eine Alkoholabhängigkeit und in die Wohnungslosigkeit. Alex ist ein Mensch, wie mir so viele auf der Straße begegnet sind, der liebenswert, sehr sensibel und chaotisch erscheint. Manchmal glaube ich, dass gerade diese ausgeprägte Feinfühligkeit vieler wohnungsloser Menschen sie in diesen europäischen Leistungsgesellschaften scheitern lässt. Unser Team, unsere Sozialarbeiterinnen, unser Praktikant der sozialen Arbeit, unser ärztliches Mobilteam, wir alle kümmern uns intensiv um Alex. Wir nehmen ihn in unsere zweite Krankenwohnung auf. Dort lebt er mehrere Monate, bis auch wir ihn aus der Wohnung in ein Wohnheim vermitteln müssen. Er hielt sich leider nicht an Vereinbarungen, trank wieder exzessiv, verwahrloste, ließ seine Kumpels bei ihm schlafen und vieles mehr.

Er kämpft mit seiner Sucht. Er schämt sich für sein Verhalten, schafft es aber nicht, entscheidende Schritte in ein normaleres Leben zu gehen. Es kommt immer wieder zu extremen Rückschlägen. Wir sind hilflos und frustriert, bleiben aber in regelmäßigem Kontakt zu ihm. Schließlich lebt er wieder auf der Straße, mit Lena zusammen. Er achtet beschützend auf seine wohnungslose Begleiterin aus Lettland und vernachlässigt sich selbst zusehends. Isomatte und Schlafsack reichen nicht, es ist Winter, und Alex erleidet Erfrierungen an beiden Füßen. Er kommt in die Uni-Klinik und wird dort vorbildlich versorgt.

Aufgrund der Erfrierungen dritten Grades an beiden Vorderfüßen, mussten sämtliche Fußzehen amputiert werden. Alex ist schockiert, aber ihm tut der Krankenhausaufenthalt gut. Er trinkt deutlich weniger Alkohol, bekommt regelmäßig etwas zu essen, hat ein warmes

Bett, bei Außentemperaturen von minus 10 °C. Er erholt sich in den Tagen der stationären Behandlung sehr gut. Sein Zimmernachbar ist ein rumänischer Patient, den wir auch seit Jahren kennen, den wir immer wieder mit dem Arztmobil aufsuchen, um ihn zu versorgen. Wir behandeln ihn aufgrund verschiedener Erkrankungen und verteilen zudem, wie in jedem Winter, Schlafsäcke, die bis minus 20 °C gut isolieren, Isomatten und warme Unterwäsche. Auch ihm musste man aufgrund von Erfrierungen an den Füßen einen Teil des linken Fußes amputieren.

Wir informieren den Krankenhaussozialdienst, dass er sich bitte um die weitere Unterbringung der Patienten, insbesondere um die von Alex, der noch nicht gut gehen könne, kümmern mögen.

Alex bekommt zwei Spezialschuhe angefertigt und angepasst, damit er besser das Gleichgewicht halten kann und lernt, mit diesem Handicap alleine zu gehen.

Ich werde von der Klinik informiert, dass er nun bald entlassen werden könnte.

Ich sage zu, dass wir ihn medizinisch versorgen würden, aber das Wichtigste eben eine Wohnung oder ein Schlafplatz in einem Wohnheim sei. Unsere Sozialarbeiterinnen beraten und bitten den Sozialdienst des Krankenhauses immer wieder, sich darum zu kümmern. Schließlich passiert das Unfassbare. Ich sehe an einem Freitagnachmittag Alex in der Teestube. Ich gehe sofort zu ihm und frage, wo er denn wohnen würde. Alex sitzt in einem Rollstuhl, zwei Krücken an der Seite, eine Plastikeinkaufstasche mit verschiedenen Utensilien über die Handgriffe des Rollstuhls befestigt und eine große sowie kleine Sporttasche auf den Knien. Er erzählt mir, dass der Stationsarzt ihn auf die Straße entlassen hätte. Der

Stationsarzt wusste genau, dass Alex keine Wohnung, keinen Schlafplatz hat, dass es Freitagnachmittag ist, dass an diesem Februar-Wochenende wieder Minustemperaturen angekündigt waren, trotzdem entließ er diesen Menschen auf die Straße ... Er hätte Alex zudem wüst beschimpft. Ich kann dies alles nicht glauben. Im Arztbrief steht zudem: »Wir empfehlen regelmäßige Kontrolle der Fußstümpfe bds. Eine Anbindung an ein Sanitätshaus zur im Verlauf möglichen exoprothetischen Schuhversorgung wird empfohlen. ... Bei lokalen Infektzeichen sollte eine chirurgische Wiedervorstellung erfolgen. Die Analgesie kann zeitnah ausgeschlichen werden. Eine Thromboseprophylaxe sollte bis zur Wiedererlangung eines flüssigen Gangbildes fortgeführt werden.« Was ist das für eine Farce? Ohne ärztliche Anbindung, ohne Unterkunft wird hier der Patient mit diesen Hinweisen auf die Straße entlassen. Ich koche innerlich, bin wütend und frustriert. Wie kann ein Mensch, und dann noch ein Arzt, so handeln? Ich weise den Patienten umgehend wieder in die Klinik ein und schreibe u.a. auf diese Krankenhauseinweisung: »Eine Entlassung auf die Straße ist aus gesundheitlichen und medizinisch-ethischen Gründen nicht zu verantworten. Falls der Patient nicht wieder stationär aufgenommen wird oder eine anderweitige Unterbringung durch das Krankenhaus organisiert wird, behalten wir uns rechtliche Schritte wegen unterlassener Hilfeleistung vor.« Ich informiere noch die Rettungsassistenten, der Patient wird zurück in die Klinik gebracht. Alex hat meine Telefonnummer, falls die Klinik ihn nicht wieder aufnimmt. Ich werde an diesem Tag nicht wieder angerufen.

Es bleibt eine tiefe Verstörtheit und Fassungslosigkeit bei mir, wie kann mit Menschen so umgegangen werden?

Wie kann ein Arzt sich so verhalten? Angst vor der klinikinternen Obrigkeit, einen Patienten zu lange auf Station behalten zu haben? Oder ist da auch so etwas wie Sozialrassismus? Mit einem osteuropäischen Penner kann man ruhig so umgehen?

Alex wird weitere 14 Tage behandelt und wieder auf die Straße entlassen. Wieder weisen wir den Patienten sofort zurück in das Krankenhaus ein. Der Patient ist übrigens krankenversichert, und die erbrachten Leistungen werden von der Krankenkasse übernommen! Der Kliniksozialdienst hat, obwohl wir dringend dies empfohlen haben, keinerlei Initiative unternommen, einen Kurzzeitpflegeplatz zu organisieren, auch keinen anderen Unterbringungsplatz. In einem Wohnheim für wohnungslose Menschen, in das er ohne Rücksprache mit den Verantwortlichen entlassen werden sollte, kann der Patient aufgrund von fehlenden behindertengerechten Toiletten nicht aufgenommen werden. Alex wird in ein anderes Krankenhaus verlegt.

Wie muss er sich fühlen? Niemand möchte ihn, er wird hin- und hergeschoben, verlegt, abgeschoben ...! Wieder droht die Entlassung auf die Straße. Mittlerweile haben unsere Sozialarbeiterinnen selbst die Initiative ergriffen und für Alex einen Platz in einem Altersheim für ehemals wohnungslose Menschen im pfälzischen Wald organisiert. Ich telefoniere mit der zuständigen Sozialarbeiterin im Krankenhaus und erhalte die beruhigende Antwort, dass Alex bis zu seiner Übernahme in diesem Wohnheim im Krankenhaus bleiben darf.

....

Gut zu wissen: Elternarmut bedeutet Kinderarmut

Kinderarmut leitet sich ab von Elternarmut. Es wird immer wieder sehr oberflächlich und inkompetent über soziale Transferleistungen, besonders Arbeitslosengeld 2, Hartz IV, berichtet. Aus meiner Sicht verhindern die staatlichen Unterstützungsgelder Kinder- und Elternarmut nicht, sie manifestieren sie. Bei meinen deutschlandweiten Vorträgen stelle ich oft die Frage: Was glauben Sie, hat eine Familie mit einem fünfjährigen Kind aufgrund der staatlichen Arbeitslosengeld 2-Leistungen pro Tag für die Ernährung ihres Kind zur Verfügung? Es sind 2,90 Euro, für Frühstück, Mittagessen und Abendbrot. Betroffene Kinder spüren also sehr früh in ihrem Leben, dass sie »anders« sind. Dass sie vieles nicht machen können, nicht essen können, nicht besitzen können, nicht unternehmen können, was für andere Kinder normal ist. Dies verursacht schon zu Beginn eines Lebens ein Zweifeln an der eigenen Wertigkeit, an den eigenen Träumen.

Tod in einer Obdachlosensiedlung

Der schrille Alarm-Ton meines Notfall-Piepsers reißt mich wieder einmal aus meinem Klinikalltag. Es ist Winter, ich hole rasch meine gefütterte Notarztjacke und laufe die Treppe hinunter zum Notarztwagen. Der Einsatzort ist eine Obdachlosensiedlung, es ist wieder einmal die Siedlung, in der ich vor Jahren in einem Selbsterfahrungsversuch lebte. Kein wirklicher Ort, um sich wohl zu fühlen. Die Menschen, die dort leben, haben ihre Wohnung aus den unterschiedlichsten Gründen verloren und wurden von der Kommune dort eingewiesen, um nicht auf der Straße leben zu müssen. Es sind viele Familien mit mehreren Kindern dort untergebracht.

Wir klingeln am ersten Wohnblock, der uns als Zieladresse über Funk angegeben wurde. Eine jüngere Frau mit zwei Kindern öffnet uns. Wir fragen nach, ob hier der Notarzt angefordert wurde bzw. die Personen leben, deren Namen wir mitgeteilt bekamen, und erfahren, dass es der nächste Wohnblock sei. Dort würden die Eltern, die Großeltern leben. Armut ist erblich! In dieser Siedlung leben häufig mehrere Generationen einer Großfamilie. Es gibt zu wenig preiswerten Wohnraum in Deutschland, und Familien mit mehreren Kindern sind besonders betroffen und benachteiligt. Das Treppenhaus ist kahl, verschmutzt, und die Wände sind beschmiert. Die junge Mutter ist erstaunt, unruhig, sie weiß nicht, warum wir alarmiert wurden. Wir laufen rasch zum Nachbarhaus. Eine ältere Dame öffnet uns. Sie ist verstört, nervös und ganz blass im Gesicht. Sie teilt uns mit, dass es ihrem Mann sehr schlecht gehe, vielleicht sei er auch tot. Wir gehen in das kleine Zimmer, in dem ein Mann bewegungslos auf dem Bett liegt. Rasch ziehen wir ihn auf den Boden und beginnen sofort mit den Wiederbelebungsmaßnahmen. Während wir mit der Herzdruck-Massage, der Beatmung und dem Legen eines venösen Blutzugangs zum Spritzen von wichtigen Medikamenten beginnen, informieren wir uns über die Vorerkrankungen und die derzeitige Medikation.

Der Mann hatte früher schon einen Herzinfarkt und einen Schlaganfall erlitten. Er war Bergmann im Ruhrpott gewesen. Nach dem Verlust der Arbeit hätte er zudem unter Depressionen gelitten. Er habe dann wohl auch aus Frustration angefangen zu trinken. All diese Umstände hätten dazu geführt, dass sie jetzt in dieser Obdachlosensiedlung leben würden, erklärt uns die ältere Dame voller Scham. Ich versuche kurz zu vermitteln, dass ich dies verstehen würde. Meine volle Konzentration muss aber jetzt dem Patienten gelten. Die ersten Wiederbelebungsmaßnahmen scheinen Erfolg zu haben. Die Augen des Patienten zeigen noch einen Hauch von Leben. Wir kämpfen um dieses Leben, jeder von unserem Team ist in äußerster professioneller Anspannung. Es ist eine der Reanimationen, die sich genau auf diesem schmalen Grat zwischen Leben und Tod befinden. Erste selbstständige Herzaktionen können auf dem Monitor beobachtet werden. Hoffnung kommt auf! Dann verschwindet sie wieder, im EKG ist eine Null-Linie, keine Herzaktion.

Wir kämpfen weiter! Kämpfen klingt zwar sehr militärisch und martialisch, aber es beschreibt genau die Art unseres Handelns. Wir kämpfen gegen den Tod und für das Leben dieses Menschen. Jede verstrichene Sekunde ohne erkennbare Besserung arbeitet gegen uns. Wir sind es leider gewohnt, oft zu spät zu kommen.

Unsere Hoffnung sinkt weiter, der Zustand des Patienten bleibt schlecht. Die Wände in dieser Obdachlosensiedlung sind sehr dünn, während unseres Kampfes mit und gegen den Tod hören wir, dass in der Nachbarwohnung die Sendung »Germany's Next Top-Model« geschaut wird. Es ist eine skurrile, so ungemein widersprüchliche, atmosphärisch aufgestaute Situation. Die Sendung verkörpert das krasse Gegenteil zu diesem Wohnambiente, aber es zeigt eine imaginäre Wunschwelt, in die sich die Nachbarn wohl gerade hineinprojizieren. In unserer Situation erscheint dies alles noch surrealer und befremdlich. Nach über 30 Minuten Wiederbelebungsversuchen hören wir auf. Wir fühlen uns, ich fühle mich als Verlierer. Dieser Mensch konnte nicht, vielleicht wollte er auch nicht mehr, weiterleben. Er ist tot! Ich teile es kurz der Ehefrau mit, deren Sohn mittlerweile ebenfalls eingetroffen ist. Wir sitzen am Wohnzimmertisch und schweigen. Ein schlichtes, mit wenig Mobiliar, ärmlich eingerichtetes Zimmer. Man sieht die Armut. Muss dies in so einem reichen Land, wie es Deutschland verkörpert, sein, schießt es mir immer wieder durch den Kopf.

Ich muss zurück ins Krankenhaus. Das Leben geht weiter. Im Krankenhaus warten die Patienten auf die Fortführung meiner Stationsvisite. Doch jetzt fällt mir die junge Frau mit den beiden kleinen Kindern ein, die Tochter des Verstorbenen. Ich mache mir Gedanken um diese Kinder. Sie haben mich, den Notarzt, zum Opa laufen gesehen, jetzt verschwindet der Arzt wieder, und Opa ist tot. Ich weiß von meiner Arbeit mit Kindern insbesondere von krebskranken Eltern, wie wichtig es ist, auch in solchen belastenden Situationen die Kinder nicht außen vor zu lassen. Wie gesagt: Man schützt die Kinder nicht, wenn man sie uninformiert lässt und es versäumt, sie einzubeziehen. Sie entwickeln dann häufig Fantasien zu dem Geschehenen und oft auch für uns Erwachsene schwer nachvollziehbare Schuldfantasien. Ich muss der Tochter, der Mutter dieser Kinder, Bescheid sagen, was geschehen ist, damit sie ihren Kindern den Tod des Opas schonend, aber authentisch und ehrlich vermitteln kann. Ich klingele an der Haustür, vor der wir eine Stunde zuvor schon einmal gestanden haben. Sie geht auf, und die Frau steht mit ihren beiden Kindern, etwas verloren und ängstlich, im Türrahmen. Auf dem Arm ein kleines ungefähr dreijähriges Mädchen und an der rechten Hand einen circa sieben Jahre alten Junge. Ich rede mit ihr, spüre die ängstliche Neugier in ihren Augen und zugleich die fragenden Blicke der Kinder. Irgendetwas in mir, so etwas wie eine innere Stimme, fordert mich auf, mit diesen Kindern zu reden und damit die Mutter von dieser Aufgabe zu entlasten. Ich möchte diesen Kindern auch zeigen, dass der Arzt, auch wenn er nicht mehr helfen konnte, nicht einfach wegfährt, sondern zum Tod als Teil des Lebens steht. Ich schaue die Kinder an und habe das Gefühl, dass mir jemand ganz langsam die Kehle zudrückt. Schließlich sage ich:»Es tut mir sehr leid, aber euer Opa ist gestorben. Ich konnte ihm leider nicht mehr helfen. Er war zu krank!«

Die Kinder sind verstört. Das kleine Mädchen auf dem Arm der Mutter umklammert den Hals ihrer Mutter jetzt noch intensiver. Sie versteht, sie erfasst die Dimension dieser Nachricht natürlich noch nicht so richtig, sie scheint aber das Besondere, das für uns Menschen so schwer Begreifliche, den Tod eines Menschen, intuitiv zu fühlen. Der kleine Junge weint und sieht mich fassungslos mit traurigen Augen an. Dann umklammert auch er die Beine und die Hüfte seiner Mutter. Die Mutter, die mit ihrer Trauer kämpft, steht als Fels, als Halt in einem Meer der Tränen, mitten im Leben, im Lebenskampf ihrer Kinder.

Ich gehe, bin traurig und frage mich, ob ich richtig gehandelt habe. Es tut einfach sehr weh, Kindern den Tod so nahebringen zu müssen. Aber der Tod gehört nun einmal zum Leben. Und vielleicht ermöglicht der Tod des Opas, das Umgehen mit diesem Tod durch die Eltern, die Verwandten, vielleicht des Notarztes, ihn als Teil des Lebens zu verstehen? Ich weiß es nicht!

Auf dem Heimweg denke ich an die Situation der Kinder in dieser Obdachlosensiedlung. An die deutliche Zunahme von Kinderarmut in Deutschland. An die vielen Kinder, die in Obdachlosenunterkünften, in sozialen Brennpunkten aufwachsen. An die zunehmende Zahl der Straßenkinder in unserem Land. Neben der Tragik des Todes des Opas müssen diese beiden Kinder die materielle Armut ihrer Eltern tagtäglich erdulden. In einem Land, in dem die Bildungschancen wie in keinem anderen europäischem Land so sehr vom Sozialstatus der Eltern abhängen.

Während ich meinen Gedanken noch nachhänge, ertönt erneut der Notarztpiepser. Die Leitstelle informiert uns, dass wir direkt zum nächsten Einsatz fahren sollen. Es handelt sich um einen Verkehrsunfall auf der Autobahn. Keine Zeit, um gesellschaftskritische Gedanken zu Ende denken zu können ...

Paul, der Straßenjunge

Ich nenne ihn Paul, da er mir seinen richtigen Namen nicht sagen wollte, aus Angst, ich könnte seine Identität an das Jugendamt weitergeben. Paul ist ungefähr 15 Jahre alt. Die Haare punkig geformt und rosa gefärbt.

Lippe, Zunge, Nase und Ohren sind mit verschiedenen Piercings geschmückt. Ich gebe offen zu, dass mir diese Mode immer noch etwas fremd erscheint. Es ist natürlich insbesondere ein Ausdruck von Individualität, der Identität und der Abgrenzung zu all dem, was unsere bürgerliche Gesellschaft ausmacht. Ich selbst trage keine Piercings, aber ich rebelliere bis heute durch meine Verweigerung, mich elegant modisch zu kleiden, gegen etwas, was mich in meiner Jugend zu tiefst gestört hat. Verschiedene Zeiten, verschiedene Methoden und Verhaltensweisen des Protestes und des individuellen Widerstandes. Bei anderen Menschen kann ich allerdings ein elegantes modisches Qutfit sehr wohl wertschätzen☺!

Paul lebt seit ungefähr einem Jahr auf der Straße, wie er uns in kurzen Sätzen erzählt. Er ist nicht gesprächig, dies mag aber auch an seinen Schmerzen liegen. Es ist nicht gerade häufig, dass ein Kind oder ein Jugendlicher zu mir ins Arztmobil kommt. Es gibt zwar auch in Deutschland Straßenkinder, die Zahl wird auf 5.000 bis 25.000 geschätzt, aber viele dieser Kinder haben dennoch eine Anbindung an soziale und gesundheitliche Versorgungsstrukturen. Paul hat starke Schmerzen, es ist ihm peinlich, zu sagen und zu zeigen, wo er die Schmerzen hat. Ich bitte die mich begleitende Sozialarbeiterin, das Arztmobil zu verlassen, denn ich glaube, dass Paul gerade gegenüber der Frau im Arztmobil Scham empfindet. Er zieht behutsam seine Hose aus und deutet auf seinen Po. Ich untersuche ihn und finde einen walnussgroßen Abszess in der Analfalte. Dass dieser Abszess Schmerzen verursacht, kann ich gut verstehen. Ich möchte Paul ins Krankenhaus einweisen, doch das lehnt er vehement ab und ist schon im Begriff, das Arztmobil zu verlassen. Ich lenke ein, und biete ihm an, sofort etwas zu tun, dies würde aber wehtun und ich bräuchte dabei die Sozialarbeiterin als Assistenz. Paul willigt ein. Ich erkläre ihm, dass ein Abszess aufgrund einer Infektion eine eitergefüllte Beule ist, die Schmerzen verursacht, dass der Eiter, der immer mehr wird und sich nicht weiter ausdehnen kann, auf Nerven drücken würde. Einzige und wichtigste Therapie sei die Öffnung dieser Eiterbeule. Ich könne ihm eine lokale Anästhesie verabreichen, dass bedeute aber einige Spritzen in diese Region. Oder ohne Betäubung mit einem Skalpell durch einen kleinen Schnitt den Abszess zu öffnen, damit der Eiter abfließen könne. Oder doch ins Krankenhaus? Paul möchte den Schnitt mit dem Skalpell ohne Betäubungsspritzen.

Natürlich schießt mir dabei alles Mögliche durch den Kopf. Darf ich diesen Eingriff bei einem Minderjährigen machen, darf ich dies hier und jetzt, darf ich …? Ich frage Paul nach seinen Eltern. Er schluckt und sagt mit einer festen und dennoch weinerlichen Stimme: »Die hassen mich! Mein Vater hat mich nur geschlagen, meine Mutter hat weggeschaut. Ich war an allem schuld! Und dann haben sie mich von zuhause rausgeschmissen! Denen ist es scheißegal, was mit mir passiert!« Was für eine Erfahrung, so abgelehnt und misshandelt zu werden.

Ich entschließe mich, den Eingriff durchzuführen, da ich einfach große Angst um Paul habe, dass er verschwindet, die Schmerzen mit Drogen versucht zu betäuben und die lokale Infektion zu einer lebensbedrohlichen Sepsis wird. Paul hat nun keine Angst und Scham mehr vor unserer sensiblen Sozialarbeiterin. Er umschließt ihre Hände mit seinen und bückt sich nach vorne. Ich setze einen kleinen Schnitt, sofort läuft der Eiter ab, und Paul schreit kurz auf. Ich drücke den Eiter aus, säubere die Wunde und lege einen Verband an. Paul lächelt mit Tränen in den Augen und sagt:»Das tat scheiß weh, aber jetzt geht es schon besser, die Schmerzen sind fast weg.« Ich bitte ihn, die nächsten Tage zu uns zu kommen, damit wir die Wunde weiter beobachten und behandeln können. Ich gebe ihm ein Schmerzmittel und ein Antibiotikum mit und frage, wo er denn übernachten würde. Er sagt kurz, bei einem Freund, und verspricht wiederzukommen.

Die nächsten Tage kommt Paul auch wirklich regelmäßig zu unseren Sprechstunden ins Arztmobil. Die Wunde heilt gut und schnell ab. Als etwas Ruhe und wenig Andrang am Arztmobil herrscht, frage ich Paul mit leiser Stimme, wie das denn mit dem Abszess passiert sei. Er schaut mich mit großen Augen an und versteht aber sofort, in welche Richtung meine Frage zielt.»Doc, ich habe kein Geld, ich kann mich bei keiner Stelle melden, sonst kommt das Jugendamt und steckt mich wieder in diese, meine Horrorfamilie oder ins Heim.« Ich nicke verständnisvoll.»Ich brauche aber Geld zum Überleben, also gehe ich auf den Jungenstrich. Da sind immer Freier, die mir Geld geben, damit sie mich ...« Paul stockt! Ich schaue Paul an und sage:»Ich verstehe!«

Ich bin betroffen und voller Wut. Betroffen, was dieser junge Mensch schon alles in seinem kurzen Leben erfahren musste. Wütend über die Erwachsenen, die ihn schlagen und sexuell missbrauchen! Ich versuche, Paul die Gefahren dieser Form der Armutsprostitution zu verdeutlichen. Die Gefahren, sich mit HIV, Hepatitis B und C und weiteren sexuell übertragbaren Krankheiten anzustecken. Paul sagt:»Ich weiß, Doc, aber was soll ich

sonst machen, und ohne Gummi gibt es auch mehr Geld.«
Wir reden noch eine ganze Zeit lang über dieses Thema
und über all das, was Paul zuhause erfahren hat. Ich gebe
ihm eine Adressenliste mit Anlaufstellen für Kinder und
Jugendliche, bei denen man auch einmal eine Nacht ohne
Meldung ans Jugendamt übernachten kann. Und wo es
auch spezialisierte Sozialarbeiter und Sozialarbeiterinnen
gibt, die weiterhelfen können. Paul verabschiedet sich mit
den Worten:»Ich überleg es mir, Doc! Danke!«
Es war das letzte Mal, dass ich Paul gesehen habe. Er
kam nie wieder. Er wollte unbedingt ans Meer reisen. Das
Meer symbolisiert für ihn Freiheit und Sehnsucht. Hoffentlich ist er dort gut angekommen und hat ein neues
Zuhause gefunden!

Gut zu wissen: Straßenkinder in Deutschland

Die Situation von Straßenkindern in Deutschland ist oft
von ihrem illegalen Status bestimmt, der einen Arztbesuch sowie eine Kontaktherstellung zu Behörden, zum
Beispiel zum Jugendamt, verhindert. Man unterscheidet
in Deutschland zwischen Ausreißern (kurzfristiges Weglaufen), in Obdachlosensiedlungen lebenden Kindern
und Jugendlichen und sogenannten Trebern. Treber
sind Kinder und Jugendliche, die aufgrund von unterschiedlichen Konflikten das Zuhause verlassen haben,
in der Regel ohne festen Wohnsitz und ohne finanzielle
Einkünfte eine quasi illegale Existenz in subkulturellen
Lebenskontexten führen.
    Neuere Untersuchungen differenzieren zwischen
den sogenannten *Straßenkindern*, die besonders in den

Cityszenen der Großstädte anzutreffen sind, und den sogenannten *Stadtteilstraßenkids*, die insbesondere in sozialen Brennpunktvierteln anzutreffen sind. Im Unterschied zu den klassischen Straßenkindern leben diese Kids mit »einem Bein« noch zu Hause, haben jedoch in der Regel ebenfalls eine erhebliche Distanz zu Familie, Schule, Ausbildung und Arbeit.

Zur Anzahl der sogenannten Straßenkinder gibt es keine verlässlichen Zahlen. Die Häufigkeitsangaben liegen zwischen 5.000 und 50.000 in Deutschland. Der Off-Road-Kids-Förderverein schätzt die Zahl der Straßenkinder allein in Berlin auf 1.500 bis 2.500. Terre des Hommes geht von ungefähr 10.000 Kindern bzw. Jugendlichen aus, die auf der Straße leben (Mädchenanteil bei 30 %). Die Bundesarbeitsgemeinschaft Wohnungslosenhilfe schätzt die Zahl der Kinder, die in Deutschland in Obdachlosensiedlungen leben, auf 75.000. In den alten Bundesländern sind besonders Stadtteile mit einem hohen Emigrantenanteil, in ganz Deutschland Stadtteile mit einer hohen Arbeitslosigkeitsquote betroffen. Die Gründe für die Kinder und Jugendlichen, das Elternhaus zu verlassen, sind vielfältig.

Häufig spielen körperliche Gewalt, insbesondere sexueller Missbrauch, erfahrene Vernachlässigung, Gleichgültigkeit und fehlende Zuwendung durch die Eltern, Kommunikationsschwierigkeiten und Konflikte mit Eltern (Familie) und / oder Lehrern (Schule) und / oder Erziehern (Heim) eine zentrale Rolle, die zu massiven Spannungen auf der Beziehungsebene zur Erwachsenenwelt führen, so dass Kinder und Jugendliche dem ein Leben auf der Straße vorziehen. Eine besondere gesundheitliche Gefahr stellt die Armutsprostitution dar.

Geschlechtskrankheiten bzw. durch Geschlechtsverkehr übertragbare Krankheiten spielen hierbei eine bedeutende Rolle. Dies sind u. a. Lues, Gonorrhoe, Aids und Hepatitis B sowie C.

Teilweise konsumieren in Deutschland die Straßenkids Kleber-Schnüffelstoffe als Billigdroge. Die Inhaltsstoffe sind neuro-, leber- und nierentoxisch. Dies führt immer wieder zu multiplen Organschäden und Demenz. Bei sämtlichen Aktivitäten hinsichtlich einer niederschwelligen medizinischen Versorgung von Straßenkindern bzw. Stadtteilstraßenkids ist immer der illegale Status zu berücksichtigen. Die Straßensozialarbeit (Streetwork) ist hierbei von besonderer Bedeutung.

Der Raubtier-Dompteur

Harald ist ein Beispiel für die Widerstands- und Überlebensfähigkeit eines Menschen, der als Kind extrem viel Schmerz, Leid und Ausgrenzung erfahren musste.

Harald wirkt introvertiert, ja schüchtern, er lebt in einem kleinen Zelt unterhalb einer Rheinbrücke. Er ist dort vollkommen allein. Ein Wohnheim kommt für ihn nicht in Frage. Ich frage ihn, ob denn dieses Alleinleben in einer Gegend, die weit weg von Straßen und Häusern liege, nicht gefährlich sei. Er lächelt und sagt: »Tiger sind gefährlich, wenn sie nichts zum Fressen bekommen!« »Tiger?«, wiederhole ich. »Ja, Tiger und Löwen. Ich war lange Zeit Dompteur in einem Zirkus.« Ich frage erstaunt nach: »Dompteur?!« Harald bestätigt meine Nachfrage und erzählt mir von seiner Zeit im Zirkus in der damaligen Deutschen Demokratischen Republik. Er war der erste deutsche Tierdompteur, der mit afrikanischen Elefanten eine Zirkusnummer darbieten durfte. Er hatte insgesamt 12 Tiger und sechs Löwen bei seiner Raubkatzen-Dressurnummer. Teilweise kannte er die Tiere schon von klein auf und zog die Tigerbabys mit der Milchflasche auf. Gerade zu diesen Tieren hätte er einen ganz besonderen Bezug und Vertrauen gehabt. Sein Zirkus war der Zirkus Hein, der zur Zirkusgemeinschaft Probst gehörte. Der Zirkus Hein wurde von Rudolf und Adelheid Hein 1933 gegründet. Beide Gründer entstammten der großen Zirkusfamilie Sperlich.

Wir unterhalten uns bei einem Cappuccino und einem Kaffee über Haralds Lebensgeschichte.

Harald wurde von seiner Herkunftsfamilie regelrecht verstoßen. Schon kurz nach seiner Geburt wurde er in einem Säuglingsheim abgegeben. Vom dort kam er in ein Kinderheim. Eine harte Zeit, Kinderheime in den 70er-Jahren in der DDR waren oft von Repression und Gewalt geprägt. Die Qual, in diesem Heim sein zu müssen – Harald berichtet nur sehr spärlich darüber –, führte schließlich dazu, dass er weglief und auf der Straße lebte. Dort sah er dann Plakate, dass ein Zirkus in die Stadt kommen würde, er hatte immer davon geträumt, einmal in einem Zirkus aufzutreten. Eine junge Frau, die Zirkusprinzessin, die jonglierte und am Trapez atemberaubende Kunststücke darbot, faszinierte ihn besonders. Er fasste all seinen Mut zusammen und sprach sie nach der Vorstellung an. Sie war eine liebevolle Frau. Sie hatte, nachdem Harald ihr seine Leidensgeschichte erzählte, großes Mitleid mit ihm. Schnell war klar, der Zirkus würde seine neue Heimat werden, seine neue, seine erste Familie sein. Er war mittlerweile 15 Jahre alt und lernte hautnah und mit Begeisterung das Zirkusleben, das Schöne, aber auch das Anstrengende dieses besonderen Lebens, kennen. Jahre später versorgte er die Raubtiere mit Futter und verliebte sich in diese starken, kraftstrotzenden und eigenwilligen Katzen. Sein Entschluss stand fest, er wollte Dompteur werden. Er wollte Teil dieser Kraft und Energie werden, die diese Tiere für ihn ausdrückten. Harald betont während unseres Gesprächs immer wieder: »Der Zirkus rettete mir das Leben!«

Dann wurde seine Dompteurszeit von einem schweren Motorradunfall jäh unterbrochen. Er fuhr an einem freien Zirkustag mit seinem Motorrad zum sogenannten Hexentanzplatz. Er kann sich noch an das Platzen des Vorderreifens erinnern, dann erlischt jegliches eigene Wissen, was dann geschah.

Ihm wurde viel später berichtet, dass zwei kleine Mädchen ihn bewusstlos in einem Bach liegend drei Tage nach seinem Unfall gefunden hätten. Er lag regungslos dort und wäre wahrscheinlich, wenn es geregnet hätte und der Wasserpegel des Baches angestiegen wäre, ertrunken.

Ich spüre auch beim Erzählen dieses Schicksalsschlages, wie dankbar Harald diesen beiden Mädchen ist, die ihm das Leben gerettet hatten. Er hatte schwere Knochenbrüche am gesamten Körper und ein schweres Schädel-Hirn-Trauma. Harald lag zwei Jahre lang im Koma. Er war in dieser Zeit in verschiedenen Krankenhäusern. Zuerst in Leipzig und dann schließlich in der Charité in Berlin. Er wachte nach dieser verlorenen, dunklen Zeit auf und musste nun wieder laufen, reden, verstehen lernen. Es dauerte weitere fünf Jahre, bis er dies alles wieder neu erlernt hatte. Als Dompteur konnte Harald leider nicht mehr

arbeiten. Er recherchierte, wer seine leiblichen Eltern waren, und besuchte sie mit der brennenden Frage:»Warum, warum habt ihr mich verstoßen?« Er hoffte auf irgendeine Antwort, die ihn befähigen würde, dass nicht Verstehbare doch verstehen zu können. Die erschütternde Wahrheit war die, dass seine Mutter Harald geradeheraus sagte:»Du warst einfach nicht gewollt, wir hatten keinen Platz für dich in unserem Leben, du warst genetischer Abfall.« Ich spüre Haralds tiefe Betroffenheit, als er mir diesen Satz, Jahrzehnte nach dem Gespräch mit seinen Eltern, erzählt. Das Ganze wird noch dramatischer, als Harald mir erzählt, dass seine Mutter durch die Konfrontation ihres Sohnes mit ihrem Verhalten eine Bierflasche nahm und damit auf ihn einschlug. Harald besuchte seit diesem Tag seine Eltern nie mehr. Was für Schicksalsschläge, was für Erlebnisse. Unvorstellbar traurig!

Wieder einmal erfuhr ich von einer bemerkenswerten, faszinierenden Lebensgeschichte eines scheinbar so abgehängten, wenig bedeutsamen wohnungslosen Menschen. Auch ich ertappe mich immer wieder bei latent in mir schwelenden Vorurteilen …

Heute ist Harald aber in meinem Arztmobil, weil er mit Schlagstöcken der Polizei traktiert und brutal geschlagen und dabei verletzt wurde. Er hatte ein Zelt in einer Schrebergartengegend aufgestellt und wohnte dort. Nach einer Anzeige, von wem auch immer, rückte die Polizei mit zehn Beamten an. Sie hätten nicht viel mit ihm geredet und wären sofort handgreiflich geworden, wobei sie die Schlagstöcke eingesetzt hätten. Leider ist das kein Einzelfall, ich höre immer wieder von »meinen« Patienten, dass die Polizei oft sehr aggressiv und brutal vorgeht. Ich glaube »meinen« wohnungslosen Patienten. Eine Form der staatlichen Gewalt, die zu wenig in unserem Land thematisiert und kritisiert wird. Ich selbst habe auf einer friedlichen genehmigten Demonstration schon einen Pfeffersprayeinsatz erleiden müssen, der absolut ungerechtfertigt war. Es war willkürliche Machtdemonstration von sogenannten Ordnungshütern. Ich möchte meine Kritik nicht generalisierend äußern, aber sie muss auch klar ausgesprochen werden. Natürlich gibt es auch korrekte, fürsorgliche Polizeibeamte. Ich weiß von einer Reanimation eines Obdachlosen in Mainz durch einen Polizeibeamten und eine Polizeibeamtin, die damit Leben gerettet haben. Ich weiß von Kriminalbeamten, die gewissenhaft und hochprofessionell jede Attacke gegenüber wohnungslosen Menschen oder auch die Todesursache verstorbener Wohnungsloser recherchieren und analysieren. Und sie tun dies, wie sie mir vermittelt haben, als eine letzte Form des Respektes diesen Menschen gegenüber. Doch die Prügelattacken ausgegrenzten Menschen gegenüber, Harald gegenüber, sind eben auch eine Realität polizeilichen Agierens.

Zurück zu Harald. Er lebt weiterhin zurückgezogen, möchte aber in eine Wohnung. Er möchte auch wieder etwas Sinnvolles arbeiten. Unser Team wird versuchen, Harald bei seinem Weg zurück in ein »normales« Leben zu unterstützen. Harald ist so ein starker, wie man in der Fachsprache sagt, resilienter Mensch, nach all diesen Schicksalsschlägen strahlt er Mut, Lebenswillen und eine besondere Form von Empathie aus.

Ich lerne von diesem Menschen eine Menge über das Leben und den Umgang mit der leidvollen, schmerzhaften Seite des Daseins.

Exkurs: Gleichheit bedeutet mehr Glück für alle

Wilkinson und Kate Pickett veröffentlichten im Jahre 2009 die wissenschaftliche Expertise »The Spirit Level. Why More Equal Societies Almost Always Do Better«. Ins Deutsche annähernd sinngemäß übersetzt:»Gleichheit ist Glück. Warum gerechte Gesellschaften für alle besser sind«. Darin belegen die Autoren anhand zahlreicher fundierter wissenschaftlicher Analysen, dass mit zunehmender Ungleichverteilung der vorhandenen gesellschaftlichen Ressourcen bei Armen wie interessanterweise auch bei Reichen die Problemkonstellationen ansteigen. Physische sowie psychische und soziale Probleme und im weitesten Sinne Störungen, nehmen zu, wie Stress, Depressionen, Gewalt, Konkurrenz, soziale Verwahrlosung. Die Lebenserwartung fällt geringer aus als in weniger ungleichen Gesellschaften, Teenagerschwangerschaften kommen häufiger vor, das Wettrüsten der Statussymbole nimmt zu. Mehr Gleichheit hingegen fördert das gegenseitige Vertrauen mit der Folge, dass die Menschen glücklicher sind und damit in allen gesellschaftlichen Klassen die Lebenserwartung steigt, Depressionen deutlich weniger oft diagnostiziert werden, die Quote von Gewalttaten geringer ausfällt und vieles mehr. Sinngemäßes Fazit der Autoren, wir benötigen nicht mehr Wachstum, wir benötigen mehr Gleichheit. In Deutschland nimmt die Ungleichheit in den letzten beiden Jahrzehnten, besonders in den letzten Jahren, deutlich zu. Warum?
Haltung ist gefragt!

Jasmin und ihr Traum

Aufregung in der Obdachlosensiedlung, die ich schon seit zwei Jahrzehnten kenne. Ein Kamerateam ist vor Ort, es geht um eine Fernsehberichterstattung über das Leben in dieser Siedlung, in der ausschließlich Menschen leben, die ihre Wohnung aus den verschiedensten Gründen verloren haben. Ein wenig soll es bei diesem Film auch um unser Engagement als Verein Armut und Gesundheit mit dem Projekt »Gesundheit jetzt – in sozialen Brennpunkten« in diesem Wohnsilo gehen. Alles läuft ruhig und entspannt ab, bis sich ein Fernsehjournalist überraschend an die neunjährige Tochter einer dort lebenden Familie wendet, und zwar mit der Frage: »Hast du denn Träume?« Jasmin, so heißt das Mädchen, schweigt. Eine eigenartige atmosphärisch sehr gespannte, fast schon angespannte Erwartungshaltung und Neugierde ist förmlich greifbar. Es bleibt dabei, keine Antwort. Ein etwas irritierter, ungläubiger Blick und eine fast schreiend laute Stille stehen plötzlich im Raum. Eine Zeit lang bleibt es einfach vollkommen ruhig, keiner drängt das Mädchen zu einer Antwort, keiner will aber auch einfach »weitermachen«. Die Stille bleibt, das Mädchen erzählt uns fremden Erwachsenen nichts von ihren Träumen. Oder hat sie vielleicht schon gar keine Träume mehr? Hatte sich die Lebenssituation in dieser Siedlung, die krakenarmförmig um sich greifende Hoffnungslosigkeit, die Frustration, die Perspektivlosigkeit schon so sehr in dieser kindlichen Seele ausgebreitet, dass eine der schönsten menschlichen Fähigkeiten, träumen zu können, diesem jungen Wesen verloren gegangen war?

Wir, die Erwachsenen, bleiben irritiert zurück und verabschieden uns, wobei mir zahlreiche unbeantwortet gebliebene Fragen im Kopf herumschwirren, was die Lebenswelt dieses Kindes angeht.

Das Mädchen lächelte zum Abschied. Es war ein verlegenes, authentisches, ein sehr warmes Lächeln. Einen Tag später wurde ich von einer Erzieherin der Kindertagesstätte vor Ort angesprochen. Es ginge um das Mädchen, nach dessen Träumen wir tags zuvor gefragt hätten. Die Erzieherin berichtete mir voller Begeisterung, dass dieses Mädchen, das zuvor lange nicht mehr gelacht habe, freudestrahlend zu ihr gekommen sei und ihr, offensichtlich mit einem inneren Gefühlsknäuel aus Fäden des Stolzes und des »Ertappt-worden-Seins«, leise, fast andächtig erzählt habe: »Es hat mich jemand nach meinen Träumen gefragt!« Diese Reaktion, diese Freude, dieser Stolz! Natürlich hatte dieses Kind Träume, es musste keinen aussprechen, und dennoch wurde offenbar, dass es diese verschütteten Träume hatte.

Schön, dachte ich. Träume sind die Quelle der Veränderung, eines Neubeginns und nehmen der Hoffnungslosigkeit die Kraft der Destruktion.

Exkurs: Ökonomisierung versus soziale Gerechtigkeit

Rational beleg- und begründbare Zahlen zu Armutsverteilung und Armutsrisiken scheinen die Politik zurzeit wenig zu beeindrucken. Vielleicht ist die Philosophie über den Weg der Reflexion zur Vernunft eher in der Lage, Sozialpolitik zu beeinflussen, als Gesundheits- und Sozialexperten. Deshalb soll an dieser Stelle der Versuch eines philosophischen Exkurses und Diskurses, mit

der Intention einer intellektuellen Infragestellung der
Ökonomisierungs-Prämissen, die immer wieder in der
politischen Diskussion ins Zentrum jeglichen Handelns
gestellt werden, vorgenommen werden.

Kants »moralischer Imperativ«

Während Rationalismus und Empirismus miteinander
konkurrierten, war in der Wissenschaft das Denkge-
bäude der Newtonschen Physik entstanden, in der em-
pirische Untersuchung und mathematischer Rationalismus sich vereinigten.

Immanuel Kant führt am Ende der Aufklärungszeit
den Rationalismus (Descartes) und Empirismus (Locke)
zusammen und zeigt in seinem Hauptwerk »Kritik der
reinen Vernunft« das vernünftige Handeln bestimmende
Vorgehen im »kategorischen Imperativ« auf.

Kant wurde hierbei von Rousseaus Freiheitslehre
beeinflusst. Jeder Mensch, auch der einfache Bauer,
denkt und fühlt wie andere Menschen unterschiedlicher
gesellschaftlicher Zugehörigkeit, demzufolge hat jeder
Mensch die gleiche Würde. Die Möglichkeit der Entscheidung eines jeden, über den eigenen Egoismus hinaus, zu
reflektieren, was für die Allgemeinheit der Menschheit
gut ist, macht den Menschen frei. Kant nimmt diesen
Gedanken Rousseaus auf und argumentiert, dass jeder
Mensch die Fähigkeit und Freiheit besitzt, den individuellen Standpunkt zu überwinden und den der Menschheit allgemein zu reflektieren. Dieses Einnehmen eines
Menschheitsstandpunktes macht den Mensch dann erst
zum Menschen. Kant erweitert den Begriff des Subjek-

tiven um die Qualität des Aktiven. Subjekt ist nicht rein passiv, es ist aktiver Träger der Wahrnehmung und der Erkenntnis und wirkt von daher auf das Objekt. Dieses Subjekt, der Mensch, hat die Fähigkeit und Freiheit, das Gute für die Allgemeinheit der Menschheit zu erkennen. Wir haben damit auch die Pflicht, das, was wir als vernünftig erkannt haben, auch zu verwirklichen.

Dieses vom einzelnen Individuum als gut Erkannte ist allerdings nur dann auch vernünftig, wenn es allgemein, für die ganze Menschheit, als Gutes gelten kann. Dies kumuliert in Kants berühmter Forderung des »moralischen Imperativs«: »Handle so, dass die Maxime deines Handelns Prinzip allgemeiner Gesetzgebung werden kann!«

1. Handle nur nach derjenigen Maxime, durch die du zugleich wollen kannst, dass sie ein allgemeines Gesetz werde.
2. Handle so, als ob die Maxime deiner Handlung durch deinen Willen zum allgemeinen Naturgesetz werden sollte.
3. Handle so, dass du die Menschheit sowohl in deiner Person als auch in der Person jedes anderen jederzeit zugleich als Zweck, niemals bloß als Mittel brauchst.

Habermas' »kommunikatives Handeln«

Jürgen Habermas, postmoderner Philosoph und Schüler von Max Horkheimer und Theodor Adorno, greift die Analyse und Erklärung Kants auf, dass Wahrheitsfindung, Vernunft, nur dann in einer Gesellschaft möglich ist, wenn eine Öffentlichkeit hergestellt wird, in der alle Menschen sich frei und gleichberechtigt über das, was als wahr und richtig, vernünftig, gelten soll, kommunizieren und verständigen können. Habermas versucht hiermit, die Kantsche Idee der Vernunft als Vorbedingung einer freien und gerechten Gesellschaft und eines demokratischen und sozialen Rechtsstaates weiterzuentwickeln. Habermas führt diesbezüglich weiter aus, dass eine solche Praxis Freiheit und Gerechtigkeit voraussetzt, was nicht zwangsläufig in einer demokratischen Staatsform involviert sei.

In den Ausführungen zu »Erkenntnis und Interesse« zeigt er die Problematik der unterschiedlichen gesellschaftlichen Gruppeninteressen auf. Wie sieht es mit diesen unterschiedlichen Interessen von Ärzten, Patienten, Pharma-Lobbyisten, Politikern usw. aus? In der gesellschaftlichen Realität ist die Macht einzelner Menschen und sozialer Gruppen, ihre Interessen durchzusetzen, unterschiedlich verteilt. Vernünftiges (Kant) oder emanzipatorisches Handeln (Habermas), was der Allgemeinheit der Menschen zugutekommen soll, ergibt sich deshalb keinesfalls zwangsläufig oder von alleine. Bei Habermas spielt die Sprache, die Artikulationsfähigkeit des Einzelnen oder sozialer Gruppen hierbei eine große Rolle. Allein hieran wird das Dilemma sozialer Randgruppen, z. B. von Armut, von Wohnungslosigkeit betroffener Menschen und die Wahrung, Artikulierung und Durchsetzung von gruppenimmanenten Interessen und Bedürfnissen deutlich. Sie haben häufig keine gesellschaftliche Macht, und sie verfügen nicht über die Basisausstattung an sprachlichen Fähigkeiten zur Einbringung ihrer Bedürfnisse. Habermas führt im Zusammenhang mit der Diskurstheorie, in der Auseinandersetzung, der Debatte über Interessen, Bedürfnisse, Geltungsansprüche die Begriffe »Wahrheit, Richtigkeit und Wahrhaftigkeit« ein. Voraussetzung einer gerechten, fairen Diskussion über vernünftiges Handeln ist die Sicherstellung, dass alle Diskursteilnehmer die gleichen Chancen besitzen, die »Wahrheit« nach dem eigenen Erkenntnisstand darzustellen, die »Richtigkeit« des eigenen Standpunktes in Bezug auf soziales Handeln durchzusetzen sowie die eigene »Wahrhaftigkeit« zu verdeutlichen.

Gerade diese Form der Chancengleichheit ist in der Diskussion zu Fragen sozialer Gerechtigkeit und einer menschenrechtskonformen Gesundheitsversorgung generell nicht vorhanden. Habermas reflektiert die Diskurstheorie in Bezug auf gesellschaftstheoretische Aspekte, Gefahren, Ungleichheiten anhand der Theorie des kommunikativen Handelns. In diesem Zusammenhang betont er die Bedeutung von gesellschaftlichen Subsystemen, die er hautsächlich in Form eines von Macht gesteuerten Staates und einer mit dem Steuerungsmedium Geld agierenden Wirtschaft sieht. Neben diesen Machtfaktoren Staat und Wirtschaft entwickelt sich der Machtfaktor Öffentlichkeit. In der Öffentlichkeit findet sich die Lebenswelt der Menschen wieder.

Während in der Öffentlichkeit, in der gesellschaftlichen Lebenswelt, die Menschen versuchen, vernünftige Vereinbarungen des Zusammenlebens zu entwickeln und sich darauf zu verständigen, verselbstständigen zusehends die Subsysteme Staat und Wirtschaft. Staat und Wirtschaft folgen dem Gesetz der funktionalen Rationalität, was beinhaltet, dass das eigene Handeln auf rationale Weise darauf ausgerichtet ist, sich selbst zu erhalten. Hierfür würden dann zum Beispiel bürokratische Entscheidungshierarchien sorgen, die an die Stelle von Konsens treten. Die Subsysteme der Wirtschaft und des Staates wachsen somit auf Kosten der Lebenswelt des Einzelnen und »kolonisieren« sie.

Dies scheint mir gerade in der derzeitigen Diskussion im Sozial- und Gesundheitssektor in verschiedenen Bereichen nachhaltig zuzutreffen. Habermas sieht in einem politisch organisierten Widerstand eine Möglichkeit, der Gefahr einer kulturellen und sozialen Verarmung der Gesellschaft etwas entgegenzusetzen. Die Politik wiederum ist durch öffentliche Kommunikation beeinflussbar.

Meines Erachtens unterliegt die derzeitige politische Meinung sehr stark den Mächtigen, den Global Playern, den Wirtschaftskonzernen und dem Finanzkapitalismus innerhalb unserer Gesellschaft. Die Interessen wichtiger, aber machtloser Akteure, wie zum Beispiel sozial benachteiligter Menschen, finden innerhalb dieses gesellschaftlichen Diskurses kaum Beachtung. Deshalb ist eine solidarische Öffentlichkeit, die den Sprachlosen wieder ihre Sprache zurückgibt, oder die Sprache der Hilflosen, transformiert und übersetzt, notwendig. Damit die Interessen dieser gesellschaftlichen Randgruppen wieder Gehör bei den Mächtigen erfahren und in der praktizierten Politik Berücksichtigung finden.

Was bestimmt das politische Handeln? Vernunft im Sinne Kants? Oder die gesellschaftlichen Beeinflussungsfaktoren, die Habermas kritisch reflektierend aufzeigt?

Ist unser ärztliches Wirken und Handeln bzw. das Handeln von zahlreichen Akteuren im Gesundheits- und Sozialsystem von Vernunft im Sinne menschenwürdigen Lebens bestimmt?

Oder nimmt uns allen das Dogma der Wirtschaftlichkeit, der Ökonomisierung den Blick für das Menschliche, für den einzelnen Hilfesuchenden, Hilfe benötigenden individuellen Menschen?

Wieso wird die von allen gerade auch im salutogenetischen Sinne besonders propagierte Prävention politisch so unzureichend umgesetzt?

Ist es ökonomisch, Prävention zu verhindern und Behandlung zu bezahlen?

Die so genannte Ökonomisierung des Gesundheitswesens greift meist nur in zeitlich stark eingeschränkten Intervallen. Was kurzfristig Kosten spart, erweist sich längerfristig oft als sehr kostspielig.

Wer vermag den Sinn zu erklären, weshalb Brillen ab dem 18. Lebensjahr nur noch für stark Sehbehinderte von den Krankenkassen erstattet werden? Während die zum Teil gravierenden Verletzungen, die aufgrund von Sehschwächen durch Stürze entstehen können, erstattet werden. Ist dies eine weitsichtige Gesundheitspolitik?

Die Beispiele lassen sich beliebig erweitern. Hörgerätebatterien werden nicht erstattet, viele zahnerhaltende Zahnbehandlungen müssen weitestgehend eigenfinanziert werden? Rehabilitationsmaßnahmen erfordern oft hohe Eigenbeteiligungen, jedenfalls für einen Arbeitslosengeld 2- oder Sozialgeldbezieher. Die Härtefallklausel im Gesundheitssektor von 1 oder 2 % greift oft erst dann, nachdem die entsprechenden Eigenleistungen erbracht wurden. Ich muss also erst einmal das Geld haben, um es dann eventuell zurückerstattet zu bekommen. Dies alles hat die Politik schon im Vorfeld gewusst oder wissen müssen. Zahlreiche ausländische Studien haben immer wieder belegt, dass eine finanzielle Eigenbeteiligung zu einer niedrigeren Frequentierung des Arztes führt, auch bei gravierenden Erkrankungen, und dass dies letztendlich zu einer Zunahme stationärer Behandlungen und Notfallbehandlungen führt.

Wir kennen alle die Aussage Rudolf Virchows: »Die Medicin ist eine soziale Wissenschaft, und die Politik ist nichts weiter als Medicin im Großen.«

Die Ökonomisierung um jeden Preis ist nicht die Lösung, sondern die von Empathie, Verständnis und Kompetenz geprägte Mitmenschlichkeit. Die natürlich auch Ressourcen orientiert auf Seiten des Helfers und des Bedürftigen realisiert werden muss.

Haltung ist gefragt!

Poesie als persönliche Reflexion

Die Poesie, das Gedichteschreiben begleitet mich schon immer in meinem Leben. Vielen Menschen geht es bestimmt ähnlich. Man denkt, fühlt, liebt, ist verzweifelt und muss dies in »anderen Worten«, in schriftlich festgehaltenen Gedankenmomenten, aufbewahren. Dem Augenblick durch das Niederschreiben die Vergänglichkeit berauben. In diesem gedanklichen Prozess geschieht eine tiefe Form der Eigenreflexion. Wo strukturiertes, analytisches Denken nicht ausreicht, um begreifen zu können, hilft der Weg der »konkret abstrakten« poetischen Spiegelung und Bewältigung des Erlebten. Die Psyche befreit sich und ist dennoch in der Lage, das Unverstandene immer wieder neu und geschützt, in Form der Poesie, zu durchleben. Hier nun ein Einblick in meine »Gedanken-Poesie-Welt«:

Ich schrieb dieses Gedicht nach der Begegnung mit Jasmin in der Obdachlosensiedlung (siehe S. 216).

Träume

Wo sind die Träume der Jugend geblieben?
Sie waren groß, stark und so schön!
Sie umhüllten alles mit einem
Jasmin duftenden zarten violett weißen
Nebelschleier.

225

Die Phantasie des Traumes beraubte
dem tristen grauen Alltag der Realität
die erdrückende Enge.
Der Traum offenbarte Perspektiven,
er war das Fundament
des Mutes zur Zukunft.
Und jetzt?!

Sie behaften den Traum
mit dem Stigma der Realität,
sie ziehen ihn in den Sog
des grauen Alltags.
Sie haben das Träumen verlernt.
Die Angst treibt sie.
Die Angst vor den noch Träumen-Könnenden,
und die Angst, dass der Traum der Träumenden
die Realität zum Alptraum macht.

Die Zukunft gehört dem Traum.
Er ist die Freiheit,
die man nicht berauben kann.
Die Kraft des alles umhüllenden Traumes
ist der Tod der Stagnation.
Er macht die,
deren Opferaltar die Realität ist,
zu Dienern der Vergangenheit,
deren Existenz
vom schwarzen Mantel der Sinnlosigkeit
erstickt wird.

Träumt nicht von Träumen,
habt Mut zum Traum.

Der Traum besiegt die Realität
und wird selbst zu ihr.
Immer neue Träume sind der Garant
für die Vervollkommnung der Zukunft.
Träumt, Träummt, Träummmt!

Die Wärme,
der aus dem rotgolden schimmernden Meer
aufsteigenden Sonne
und die spielend glitzernden Schneefelder
der tannenbewaldeten frühlingsduftenden Hügel,
sie machen das Leben zum Leben!

Lasst Euch die Träume nicht nehmen,
sonst verliert Ihr die Wurzel des Seins!

Du bist anders als ich

(Randgruppenbemerkung)
Du bist nicht so wie wir,
Also gehörst du nicht zu uns, zu mir!
Wo gehörst du hin?
Jedenfalls nicht da, wo ich bin!
Also, wo gehörst du hin?
Das ist letztendlich dein Problem!
Ich empfinde dich überhaupt als ganz unbequem.
Könnten wir so sein wie du?
Ich mach die Augen besser davor zu!
Ich sage Nein!
Das darf nicht sein!
Oder doch?

Das fehlte noch!
Dann könnte es uns so ergehen wie dir!
Bleib dort, wo du bist, und komm nicht zu mir!
Wir tun dich am besten ignorieren,
Du könntest uns ja infizieren,
Und dann erginge es uns am Ende wie dir,
Dagegen kämpf´ ich, das glaube mir!
Ob das richtig ist,
Ganz sicher nicht.
Aber noch betrifft es nur dich
Und nicht mich!

Als die Welt noch in mir war

Als ich noch Kind war,
erschien mir die Welt noch rein und klar.
Ich konnte noch glücklich sein,
und fühlte mich in mir selbst daheim.
Ich hörte von Prinzen, Zwergen und Grafen
und konnte immer gut und tief einschlafen.
Die Welt war mein,
und ich konnte darin fröhlich sein.
Ich freute mich über so vieles,
scheinbar Banales.

Das Zauberspiel der Verwandlung einer kleinen
unscheinbaren Raupe
zur Geburt eines wunderschönen Schmetterlings im
Blütenstaube
ließ mich den Atem anhalten
und mein Gefühl zur Natur entfalten.

Der Schatten eines einsamen Baumes
entführte die Zeit in die Welt des Traumes,
er ließ uns zu unzertrennlichen Freunden werden
und nahm der Gegenwart die Existenz des
Verkehrten.
Der liebliche Duft einer Rosenblüte,
die geborgenheitsspendende Hand voller Güte
gaben mir das Gefühl von Unverletzlichkeit und
führten zur Verschmelzung mit Raum und Zeit.

Diese Welt voller Träume und Phantasien
war klar und geordnet erschienen.
Sie war bunt, manchmal auch ein wenig schaurig,
sie war lustig, ab und zu auch traurig.
Ich träumte in ihr von Helden und Wunderbarem,
oft erschien sie dabei voller Rätsel und Unklarem.
Aber dennoch war ich gern und glücklich in ihr
und trug sie in meinem kleinen Herzen ganz nah bei
mir.
Nun bin ich groß,
und man nennt mich reif und erwachsen.
Die Welt ist eine andere geworden,
so wie ich.

Die Träume und Phantasien sind hinweggeflogen.
Prinzen, Zwerge und Grafen
leben nicht mehr in meinen Gedanken.
Die Zauberwelt
des hastig dahinschwebenden Pfauenauges
ist verschwunden.
Zahlen,
Schriftstücke,

Abrechnungen und Skalen
bestimmen meine Welt.
Ich träume von Prestige,
gesellschaftlichen Werten,
Wertstatussymbolen und Kaufbarem.

Die Welt ist so übermächtig
und unverständlich für mich geworden.
Sie ist schon viel zu groß
für mein Herz
und passt auch nicht mehr
in meinen Kopf.

Liegt der Sinn dieser Zeit nur im Geld?
Was ist der Sinn meines Lebens in dieser Welt?
Ist dies alles begraben?
Fragen, Fragen und Fragen!

Je älter ich wurde,
umso unbegreiflicher und gigantischer
ist sie für mich geworden.
Liegt es nun an mir
oder an der Welt?
Ich sehne mich nach meiner Kinderwelt
und werde sie niemals mehr sehen.
Ich habe Angst
vor noch mehr Reife und Erwachsensein.
Angst, dass mich die Welt ganz zerstört.
Oder ist dies schon geschehen?
Nein,
ich lebe noch!

Wirklich?

Zumindest
fließt noch Blut durch meine Adern
und mein Körper funktioniert gut.

Ist das Leben?

Wo sind sie geblieben,
die Prinzen, Zwerge und Grafen?
Wo ist mein Schmetterling hingeflogen???

Kontakt und Engagement zu und mit Künstlern:

In all den Jahren hatte ich immer wieder Kontakt zu Künstlerinnen und Künstlern aus ganz verschiedenen Sparten. Zu Musikern sticht die Kooperation mit der Agentur von Phil Collins heraus. Aber da war auch das Universitäts-Cello-Ensemble, der Theater-Chor des Staatstheaters Mainz, das Duo Côté Jardin mit der Sängerin Anita Zimmermann, Marc Marshall und viele mehr. Zu Malerinnen und Malern, hier besonders zu Dorél Dobocan, einem aus Rumänien geflüchteten Maler, mit dessen stimmungsvollem Bild »Wohnungsloser Mann«, wir bei einer internationalen Veranstaltung in Paris einen dritten Platz bezüglich der Präsentation unserer Arbeit erhielten (siehe unten, abgedruckt mit freundlicher Genehmigung des Künstlers).

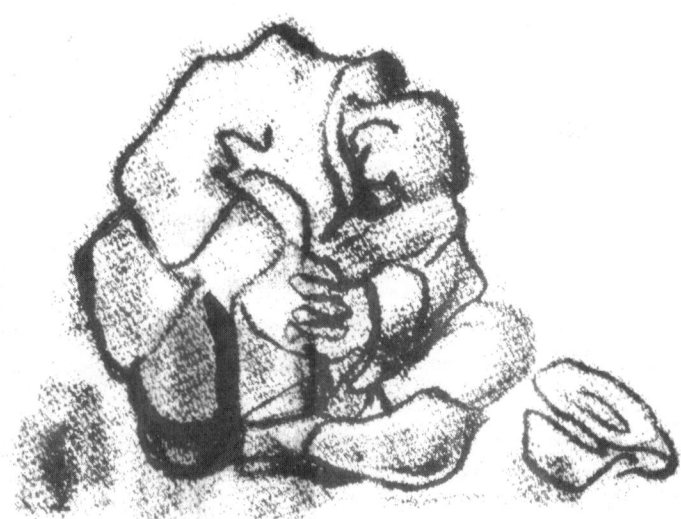

Zu Christine Rosenthal mit ihrer naiven Malerei. Zur Bildhauerin Liesel Metten mit ihren Wohnrädern. Zu den Filmemachern Christine und Kurt Rosenthal, die den Musik-Video-Clip mit dem Song von Phil Collins realisierten. Zu Andreas Reeg, dem Fotografen, der mich drei Jahre lang begleitete und beeindruckende und stimmungsvolle Bilder zur Situation wohnungsloser Menschen fotografierte. (Coverbild)

Mein Fazit

All die Gesichter der Armut, all die Geschichten der betroffenen Menschen mögen die Leser für das Thema Armut sensibilisieren. Ich möchte durch die Erzählungen die Menschen selbst zu Wort kommen lassen, die Anonymität durchbrechen und zugleich deutlich machen: Jeder von uns kann von den verschiedenen Formen der Armut betroffen werden. Das Fazit möchte ich als Plädoyer gestalten.

In unserer Gesellschaft spielt Rassismus wieder eine zunehmende Rolle. Eine besondere Form ist der Sozialrassismus, dem innewohnt zu glauben, als leistungsstarkes, finanziell potentes Gesellschaftsmitglied sei man besser, mehr wert, habe das Recht auf Privilegien im Vergleich zu materiell Armen. Dem möchte ich mich entgegenstellen. Jeder Mensch ist wertvoll, und jedem muss mit Wertschätzung und Respekt begegnet werden. Wir dürfen uns von der Ignoranz, dem Wegschauen und dem Stigmatisieren gegenüber denjenigen, die am Rande unserer Gesellschaft stehen, nicht anstecken lassen. Wir können, nein wir müssen etwas tun. Jede und jeder beginne bei sich selbst. Jede und jeder schaue aufmerksam in seine Nachbarschaft, auf dem Weg zur Arbeit, im Kindergarten, im Fußballverein, überall dort, wo sich Menschen befinden, die unsere Solidarität, unsere Hilfe und Unterstützung benötigen. Und wenn wir sehen, jemand braucht uns, dann müssen wir handeln. So kann jede und jeder von uns helfen, unsere Gesellschaft etwas humaner zu gestalten. Abschließend möchte ich betonen, dass Hilfe anstelle von Repression in unserer Gesellschaft praktisch umgesetzt werden muss. Allzu oft glauben staatliche Institutionen durch Repressionen Verhalten verändern zu können. Meiner Meinung nach ist dies eine falsche Strategie. Hilfe zur Selbsthilfe befähigt die Menschen, ihre Situation selbstständig regeln zu können. Repression führt häufig zu Widerstand. Hierbei sind die Konzepte der Salutogenese und Resilienz-Förderung, humanistische wissenschaftlich überprüfte Strategien, die im Mittelpunkt des Agierens Respekt und Wertschätzung gegenüber dem Menschen verkörpern. Leitthema muss sein: »Die Schätze in den Menschen zu finden und sie nicht über ihre Defizite zu definieren!« Dass bedeutet auch, immer wieder neue Wege der Begegnung, der Beziehung zu praktizieren. Dort hinzuschauen und hinzugehen, wo die Mehrheit unserer Gesellschaft wegschaut. Der Schweizer Theologe und Philosoph Kurt Marti sagte einmal: »Wo kämen wir hin, wenn jeder sagte, wo kämen wir hin, und keiner ginge, um zu sehen, wohin wir kämen, wenn wir gingen.« Dieses Buch soll dabei helfen, hinzuschauen, hinzugehen und von Armut und Ausgrenzung betroffenen Menschen in der Begegnung wieder ein Stück Würde zurückzugeben.

Die Obdachlosigkeit, Wohnungslosigkeit und die damit einhergehenden menschlichen Tragödien entstehen durch Menschen und können durch Menschen verhindert und abgeschafft werden. Armut und Leid sind nicht Gott-Allah-Jahwe-gegeben, sie sind die Folge menschlichen Verhaltens. Es liegt an uns, dies zu verändern!

Im Sinne Albert Camus': Nicht die Revolution ist entscheidend, sondern die permanente, andauernde Revolte. Bleiben wir beharrlich und konsequent in unserer permanenten Revolte gegen soziale Ungerechtigkeit und für die weltweite Einhaltung der Menschenrechte.

Anständig handeln!

Hans von Dohnanyi, ein Schwager von Pastor Bonhoeffer, ehemaliger Beamter im Justizministerium des Deutschen Reiches, dann Abwehroffizier während des Krieges, half unter größter persönlicher Gefahr Juden, aus Berlin in die Schweiz zu fliehen. Er wurde im April 1943 verhaftet und wie Dietrich Bonhoeffer zum Tod durch den Strang verurteilt. Im April 1945, kurz bevor beide hingerichtet wurden, antwortete er auf die Frage, was ihn zum Widerstand bewogen habe, mit einem Satz, der in seiner Schlichtheit für alle Zeiten und an jedem Ort seine Gültigkeit hat: »Es war einfach der zwangsläufige Gang eines anständigen Menschen.«

Was ist in der heutigen Zeit der Gang eines anständigen Menschen? Jeder und jede möge für sich und für sein/ihr Leben diese Frage beantworten und dann danach handeln!

Die zentrale Frage meiner Generation
oder doch aller Generationen?!

Viele Menschen meiner Generation, die wir in den 50er-Jahren des vergangenen Jahrhunderts geboren wurden, die wir in Deutschland geboren und aufgewachsen sind, haben sich immer wieder die Frage gestellt, wie hättest du dich im Nationalsozialismus, in der Hitlerdiktatur, in einem totalitären Staat, verhalten. Ich habe mir jedenfalls immer wieder diese Frage gestellt. Hätte ich auch zugeschaut, weggeschaut, das Unrecht akzeptiert, den massenhaften Tod von behinderten Menschen, von politisch anders Denkenden, die millionenfache Ermordung von Mitmenschen jüdischen Glaubens widerstandslos hingenommen? Diese Frage ist fiktiv und in der Gegenwart der Nachkriegszeit nicht zu beantworten.

Dagegen ist die Frage des Umgangs mit Unrecht jetzt, in der Gegenwart, zu beantworten. Ich versuche etwas als Mensch, als Arzt durch mein Engagement in Deutschland und bei vielen Hilfseinsätzen dagegen zu tun. 2015 habe ich für insgesamt sieben Menschen aus Syrien eine Verpflichtungserklärung unterzeichnet, also als Bürge fungiert. Die Einforderungen von über 50.000 Euro mit dem Hinweis, dass die Forderungen noch höher sein werden, durch die Jobcentren aufgrund einer unklaren rechtlichen Situation haben meine ökonomische Existenz bedroht, dennoch war ich vollkommen im Gleichklang mit mir und meiner Entscheidung.

Mir begegnete viel Argwohn und Hass aus der nationalistischen deutschen Szene, aber auch viel Solidarität und Zuspruch von vielen anderen Seiten. Interessant war für mich die große öffentliche Resonanz auf mein Verhalten, während gefährliche Kriseneinsätze häufig nicht so diskutiert und anerkannt wurden. In unserer materialistischen Gesellschaft ist das Eingehen von Risiken bezüglich der eigenen finanziellen Situation scheinbar das Unglaublichste. Oder es ist viel näher an der Lebensrealität der Menschen, die in Deutschland leben, platziert.

Wir können nicht mehr behaupten, nichts gewusst zu haben. Jetzt geht es wieder um das Leben von zahlreichen Menschen, dieses Mal hauptsächlich islamischen Glaubens. Schauen wir (wieder), schaue ich weg? Wir wissen um den Tod Tausender Menschen auf ihrer Flucht vor Krieg, Gewalt, Hunger, Dürre und Perspektivlosigkeit. Auch um den Tod von vielen Menschen, die schon immer in Deutschland leben und von extremer Armut betroffen sind. Wenn Geld das entscheidende Mittel ist, um Menschen aus Gefahrenzonen zu holen, sie in Sicherheit zu bringen, dann werde ich dieses, mein Geld dafür einsetzen. Wenn dies meine ökonomische Existenz gefährdet, dann steht dies in keinem Verhältnis zur physischen Bedrohung der Menschen, die zu Recht auf unsere Hilfe hoffen. Dann sagt dies aber auch sehr viel über unsere Gesellschaft, über unser heutiges Verständnis von Menschenrechten, Humanität, Ungerechtigkeit, ja über das wiederholte Zulassen von Sterben unserer Mitmenschen aus. Ist dies nicht auch eine Form von Mord, was da geschieht? Denn wir wissen, was wir tun!

Ich möchte meinen Kindern und all den betroffenen Menschen in die Augen sehen und dabei sagen können, ich habe nicht weggeschaut, ich habe gehandelt.

Und genau dies bedeutet, den inneren Frieden zu erlangen, den man mit keinem materiellen Wohlstand jemals erlangen kann. Insofern ist auch mein Verhalten gar nicht so altruistisch, wie es auf den ersten Blick erscheinen mag. Wegschauen, nicht Handeln, bedeutet, selbst Teil eines tötenden Unrechtssystems zu sein. Wir sollten aus Geschichte lernen, gerade wir Deutschen, und nicht immer wieder die gleichen Fehler begehen. Martin Buber, österreich-israelischer jüdischer Religionsphilosoph und Verfechter eines religiösen Sozialismus, sagt:

»Es kommt einzig darauf an, bei sich zu beginnen, und in diesem Augenblick habe ich mich um nichts anderes in der Welt als um diesen Beginn zu kümmern.«

P.S.:

La Gomera

Weite Teile dieses Buches schrieb ich auf der Insel La Gomera. Eine wunderschöne Insel, im Atlantischen Ozean gelegen, von naturbelassener wilder Schönheit. Üppige Vegetation, kohleschwarzes Vulkangestein, steile schroffe Küsten, ein strahlend blaues Meer und nachts ein tiefschwarzer sternenklarer Himmel. Dort konfrontierte ich mich mit den zahlreichen Erlebnissen, die ich als Arzt und Sozialarbeiter in meiner Heimat miterleben musste und die oft von extremer Art waren. Extrem, weil es um individuelle Schicksale von Menschen, die in Armut, in extremer Armut in Deutschland lebten und leben, ging. Gegensätzlicheres kann es kaum geben. Aber vielleicht spiegelt diese Situation gerade auch das Leben wider.

Die Widersprüchlichkeit und zugleich Verbundenheit.
Der Reichtum und die Armut. Die Gerechtigkeit und die
Ungerechtigkeit. So ist wohl unser Leben gefüllt, und die
Waage schlägt zu diesen Polen bei jedem einzelnen Menschen unterschiedlich intensiv aus. Wir können alle dazu
beitragen, dass die Balance für jeden Menschen etwas aus-
gewogener ausfällt.

Bibliografische Information der Deutschen Nationalbibliothek
Die Deutsche Nationalbibliothek verzeichnet diese Publikation
in der Deutschen Nationalbibliografie; detaillierte bibliografische
Daten sind im Internet über https://portal.dnb.de abrufbar.

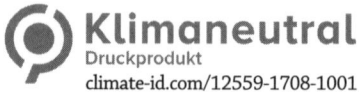

climate-id.com/12559-1708-1001

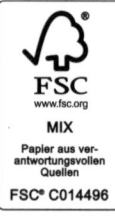

Verlagsgruppe Random House FSC® N001967

1. Auflage
Copyright © 2019 Gütersloher Verlagshaus, Gütersloh,
in der Verlagsgruppe Random House GmbH,
Neumarkter Str. 28, 81673 München

Umschlagmotiv: © Andreas Reeg, Darmstadt
Druck und Bindung: GGP Media GmbH, Pößneck
Printed in Germany
ISBN 978-3-579-01483-8

www.gtvh.de